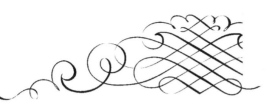
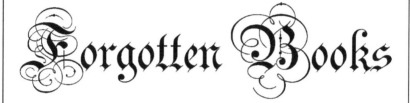
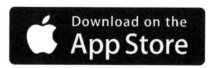
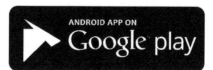
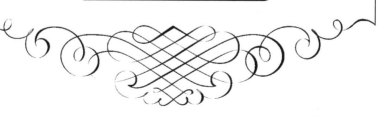

ISBN 978-0-282-84405-9
PIBN 10400737

# 1 MONTH OF
# FREE
# READING

## at

## www.ForgottenBooks.com

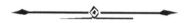

By purchasing this book you are
eligible for one month membership to
ForgottenBooks.com, giving you
unlimited access to our entire
collection of over 700,000 titles via
our web site and mobile apps.

To claim your free month visit:

www.forgottenbooks.com/free400737

English
Français
Deutsche
Italiano
Español
Português

# www.forgottenbooks.com

**Mythology** Photography **Fiction** Fishing Christianity **Art** Cooking Essays Buddhism Freemasonry Medicine **Biology** Music **Ancient Egypt** Evolution Carpentry Physics Dance Geology **Mathematics** Fitness Shakespeare **Folklore** Yoga Marketing **Confidence** Immortality Biographies Poetry **Psychology** Witchcraft Electronics Chemistry History **Law** Accounting **Philosophy** Anthropology Alchemy Drama Quantum Mechanics Atheism Sexual Health **Ancient History** **Entrepreneurship** Languages Sport Paleontology Needlework Islam **Metaphysics** Investment Archaeology Parenting Statistics Criminology **Motivational**

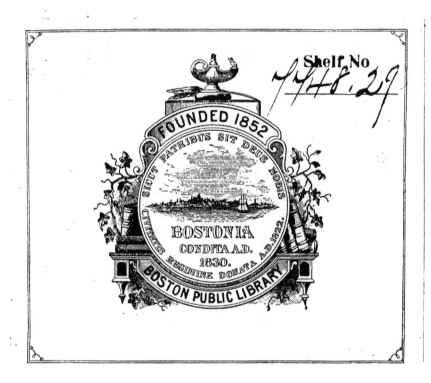

# DES ANÉVRYSMES

## DE LA

# RÉGION SUS-CLAVICULAIRE.

—

# THÈSE

PRÉSENTÉE LE 7 JUIN 1842, AU CONCOURS POUR LA CHAIRE
DE CLINIQUE CHIRURGICALE,
VACANTE A LA FACULTÉ DE MÉDECINE DE PARIS,

## PAR ALPH. ROBERT,

AGRÉGÉ, A LA FACULTÉ DE MÉDECINE DE PARIS,
CHIRURGIEN DE L'HÔPITAL BEAUJON,
MEMBRE DE LA SOCIÉTÉ ANATOMIQUE.

———

## PARIS,

GERMER BAILLIÈRE, LIBRAIRE-ÉDITEUR,

RUE DE L'ÉCOLE-DE-MÉDECINE, 17.

1842.

PARIS.—Imprimerie de Bourgogne et Martinet, rue Jacob, 3o.

# DES ANÉVRYSMES

# RÉGION SUS-CLAVICULAIRE.

---

## CONSIDÉRATIONS PRÉLIMINAIRES.

Les anévrysmes de la région sus-claviculaire ont été depuis peu d'années l'objet de recherches nombreuses et de travaux importants ; cependant leur histoire générale n'a pas été faite, et leur thérapeutique est encore aujourd'hui un sujet d'incertitude et de controverse parmi les praticiens les plus distingués. Or, si l'on considère la gravité de ces anévrismes et celle des opérations que l'on a tentées pour les guérir, on se demande s'il n'est pas urgent de recueillir et d'analyser les matériaux épars que possède la science, pour en constituer, s'il est possible, un corps de doctrine, et faire cesser, par la masse des faits, l'insuffisance des théories et le vague des préceptes. Tel a été, sans doute, le motif que s'est proposé le jury du concours pour la chaire de clinique externe, en choisissant la question qui m'est échue par le sort. Le champ dans lequel elle est renfermée paraît étroit, si, pour limiter la région sus-claviculaire, on adopte les divisions admises dans nos traités de topographie humaine. En effet, le professeur Velpeau circonscrit la région sus-claviculaire : en avant, par les régions sous-hyoïdienne, sous-maxillaire et parotidienne ; en arrière, par le bord du trapèze ; en bas, par la clavicule. Suivant le professeur Blandin, cette région serait formée seulement par les organes placés au niveau du creux sus-claviculaire, dont les limites naturelles sont les saillies de la clavicule, des muscles trapèze et sterno-mastoïdien ; ce dernier muscle, situé entre les régions trachélienne et latérale du cou, formerait, pour cet anatomiste, une région à part. Bonnes, sans doute, dans un traité général d'anatomie des régions, ces divisions auraient ici l'inconvénient grave de scinder l'histoire d'anévrismes qui forment cependant un groupe naturel par leurs symptômes, par leur marche et par leur traitement ; elles enlèveraient à mon travail ce qu'il a d'important et d'éminemment pratique. Au reste, la divergence qui règne entre deux auteurs justement estimés, semble prouver qu'il n'est rien de rigoureux dans les délimitations topographiques ; et partant j'adopterai sans reproche une division nouvelle en rapport avec l'esprit de mon sujet. Pour moi, la région sus-claviculaire sera cet espace limité en bas par la clavicule, latéralement par deux lignes fictives menées des extrémités de cet os à l'apophyse mastoïde, et en haut par une ligne horizontale qui partagerait en deux la région cervicale proprement dite passant vers le milieu du cou (1).

L'anatomie étant la base indispensable de toute pathologie et de toute thérapeutique chirurgicales, je dois, fidèle à ce principe, faire précéder mon travail d'une description exacte de cette importante région.

Considérée à l'extérieur, elle a la forme d'un trapèze, et présente à son centre une dépression large et plus ou moins profonde, bornée par les saillies de la clavicule, du trapèze et du sterno-mastoïdien, et se perdant en haut sur les côtés du cou; son aspect varie suivant les positions de l'épaule. Peu marquée dans l'enfance, à cause de la brièveté du cou et du peu de cambrure de la clavicule; elle est aussi peu dessinée chez la femme, par suite de la petitesse des muscles et de l'abondance du tissu adipeux. On y sent, vers le milieu de la clavicule, les battements de l'artère sous-clavière, et chez quelques sujets, les enfants surtout, ceux du tronc innominé derrière l'articulation sterno-claviculaire droite et la portion voisine du muscle sterno-mastoïdien.

(1) Je dois à l'obligeance de M. Jacquart, élève distingué des hôpitaux, un dessin placé à la fin de ce travail et destiné à donner une idée d'ensemble sur les organes les plus importants de cette région.

Peu de parties du corps offrent un aussi grand nombre d'organes importants à étudier.

1° *Squelette.* Il est formé par la première côte, par la clavicule et les quatre dernières vertèbres cervicales. La première côte offre une surface large et plane, destinée à des insertions musculaires, et sur laquelle passent et s'appuient des vaisseaux et des nerfs. La clavicule, placée plus en dehors et sur un plan antérieur, limite et dessine, dans ce sens, le contour de la région, comme la première côte en assure la base. Elle forme là comme une demi-ceinture, sous laquelle sont protégés et transmis à l'aisselle les vaisseaux sous-claviers et le plexus brachial. Quant aux quatre dernières vertèbres du cou, elles appartiennent à cette région seulement par leurs faces latérales; elles en occupent la portion la plus profonde et en mesurent la hauteur.

2° *Muscles.* Ils y sont peu nombreux. J'insisterai peu sur le peaucier, muscle rudimentaire, qui traverse superficiellement la région, dont il recouvre à l'extérieur la plus grande surface par ses fibres minces et perpendiculaires à la clavicule. Les muscles principaux sont disposés sur trois plans : le premier, superficiel, comprend le sterno-mastoïdien et le trapèze.

Le sterno-mastoïdien appartient à la région par son faisceau externe seulement, l'interne ou sternal faisant partie de la région trachélienne. Un intervalle celluleux, toujours apparent, existe entre ces deux faisceaux, et limite en dedans la région sus-claviculaire. Du reste, ce faisceau externe, large et mince, s'étend plus ou moins en dehors, le long de la clavicule, sur laquelle il prend ses insertions. Au même niveau et en dehors se voit une portion du trapèze, dont les fibres semblent se contourner sur elles-mêmes en s'insérant à la clavicule, et forment, par cette disposition, un bord large et arrondi, dont la saillie sépare la région sus-claviculaire de la région cervicale postérieure.

Sur un plan plus profond sont placés : le sterno-hyoïdien, aplati, vertical, peu important, et situé sur la limite interne de la région ; l'omoplato-hyoïdien, qui, grêle et tendineux à sa partie moyenne, traverse obliquement le creux sus-claviculaire, formant avec la clavicule et le sterno-mastoïdien un triangle important pour la chirurgie, et désigné par M. Velpeau sous le nom de triangle Omo-claviculaire. Enfin, sur le troisième plan, et plus profondément placés, se trouvent les deux scalènes, séparés l'un de l'autre par un espace triangulaire et longitudinal que traversent les racines du plexus brachial et l'artère sous-clavière. J'indique ici, pour mémoire, une portion du splénius, de l'angulaire de l'omoplate et les intertrans-versaires cervicaux.

3° *Aponévroses.* Pour les décrire avec précision, il faut leur appliquer la loi dont le professeur

Gerdy a posé les bases par ses belles recherches sur les gaînes propres des muscles, et dont M. Denonvilliers a fait un heureux essai dans son étude des aponévroses du périnée.

Unies aux muscles, et formant à chacun d'eux des gaînes distinctes, les aponévroses de la région sus-claviculaire sont, ainsi qu'eux, disposés sur trois plans distincts. Le premier, superficiel, réunit les bords latéraux des muscles trapèze et sterno-mastoïdien ; en bas, il s'insère à la clavicule. Il est épais et très résistant à la partie supérieure du cou ; mais en bas il s'amincit et semble en grande partie suppléé par le muscle peaucier. Il offre dans ce sens de nombreuses ouvertures pour le passage des filets descendants superficiels du plexus cervical, et de la veine jugulaire externe qui le traverse au bas de la région. Ce feuillet très important ferme à l'extérieur la région sus-claviculaire ; il peut retenir le pus résultant d'abcès formés au-dessous de lui, et brider les tumeurs développées derrière la clavicule. Enfin, par sa résistance, il soustrait les veines profondes du cou à la pression atmosphérique pendant l'acte de l'inspiration.

Le second plan (aponévrose moyenne du cou), sous-jacent à celui qui précède, occupe l'espace compris entre les muscles omoplato-hyoïdien et sterno-hyoïdien, auxquels il fournit une gaîne. Il est mince, extensible, peu résistant. En dedans, il

se continue avec le fascia moyen de la région trachélienne, et se confond avec la gaîne commune
de la veine jugulaïre interne et de l'artère carotide.
En bas, il s'insère à la face postérieure de la clavicule, et se prolonge sur la veine sous-clavière, à
laquelle il sert de gaîne et dont il tient les parois
sans cesse soulevées et béantes.

Le troisième plan, ou fascia profond, embrasse les muscles scalènes, l'artère sous-clavière et
le plexus brachial. Fixé en dedans et en haut à la
colonne vertébrale, il descend avec le faisceau des
nerfs et des vaisseaux du membre supérieur, et se
confond, dans la région de l'aisselle, avec le tissu
cellulaire de cette cavité.

4°. *Vaisseaux.* Peu de régions livrent passage à un
nombre aussi considérable de vaisseaux importants.

A. *Artères.* Leurs troncs principaux sont : à
droite, l'extrémité terminale du tronc innominé
la sous-clavière et la partie inférieure de la carotide primitive ; à gauche, la carotide et la sous-clavière, au-delà de leur portion intra-thoracique seulement.

La carotide se trouve sur les limites internes
de la région, vis-à-vis de l'intervalle des deux faisceaux du muscle sterno-mastoïdien, circonstance
qui a donné à Zang et au professeur Sédillot l'idée
de faire l'incision sur cet espace pour lier l'artère
carotide à la partie inférieure du cou. Dans ce trajet, elle ne fournit aucune branche.

La sous-clavière forme à son origine une crosse ou courbure, plus marquée à gauche qu'à droite, qui embrasse dans sa concavité la surface de la première côte sur laquelle elle appuie immédiatement; puis elle descend obliquement en dehors pour disparaître de la région en passant sous le milieu de la clavicule. Avant de s'engager entre les scalènes, elle fournit six branches importantes, qui sont : en bas, l'intercostale supérieure et la mammaire interne; en haut, la vertébrale et la thyroïdienne supérieure; en avant, la scapulaire supérieure, et en arrière la cervicale profonde. Plus loin, elle donne naissance à la cervicale transverse, tantôt entre les scalènes, tantôt en dehors d'eux. La vertébrale et la thyroïdienne inférieure traversent verticalement la région sus-claviculaire placée sur ses limites internes, en dedans du muscle scalène antérieur. La scapulaire supérieure, avec son rameau trapézien, et la cervicale transverse, au contraire, se dirigent en travers : la première derrière la clavicule, et les deux autres à quelque distance de cet os.

B. *Veines.* Celles qui méritent d'être spécialement indiquées sont : 1° la sous-clavière, appliquée contre la face postérieure de la clavicule dont elle suit tous les mouvements; 2° la jugulaire externe, qui descend parallèlement au muscle peaucier, à travers le milieu de la région, pour aller s'aboucher dans la veine sous-clavière. On doit noter ici un rameau transversal volumineux, situé derrière la clavicule et le muscle sterno-mastoïdien, rameau établissant une large communication entre cette veine et la jugulaire antérieure. Lorsqu'on pratique, en effet, la section du muscle sterno-mastoïdien par la méthode sous-cutanée, sans prendre la précaution de s'éloigner un peu de la clavicule, on est exposé à diviser ce vaisseau; 3° la veine jugulaire interne, placée verticalement derrière le muscle sterno-mastoïdien, et accolée au côté externe de l'artère carotide, dont elle s'écarte un peu vers sa terminaison. Au niveau de la clavicule, et à quelque distance au-delà de cet os, toutes ces veines sont unies aux parties voisines par des tissus fibreux appartenant aux aponévroses du cou; de telle sorte que, lorsqu'on les divise, leurs parois restent écartées, et leur calibre béant comme celui des artères. Cette disposition, signalée par M. Bérard aîné, est un fait anatomique important. Jointe, en effet, à la proximité du centre circulatoire et à l'influence des mouvements du thorax sur la progression du sang veineux, elle dispose ces veines, et celles qui s'y abouchent directement, à l'un des plus graves accidents qui puissent compliquer les opérations chirurgicales : à l'entrée de l'air dans les veines et à son mélange au sang.

Une dernière circonstance à noter dans l'étude des veines de la région sus-claviculaire, c'est que les gros troncs, dépourvus de valvules, permettent le reflux du sang, et qu'on y sent des battements isochrones à ceux du pouls dans certaines maladies des cavités droites du cœur.

*Anomalies.* En décrivant les vaisseaux de la région sus-claviculaire, nous ne pouvons omettre les importantes variétés qu'on y rencontre quelquefois ; car s'il est vrai que, dans l'étude des maladies chirurgicales et la pratique des opérations, l'homme de l'art doive procéder en supposant l'organisation régulière, il ne doit pas non plus, sans s'exposer à de graves mécomptes, oublier les variétés que les organes peuvent offrir, soit dans leur existence, soit dans leur position.

Les deux artères carotides primitives peuvent provenir à la fois du tronc branchio-céphalique. Cette anomalie est mentionnée par Burns et A. Monro. Scarpa rapporte le cas fort intéressant d'un anévrisme occupant tout l'espace compris entre la clavicule et l'angle de la mâchoire inférieure. A l'autopsie, il trouva que la tumeur était fournie par la carotide gauche, qui, dans ce sujet, tirait son origine de l'artère innominée, en sorte que cette dernière donnait naissance aux deux carotides et à la sous-clavière droite. Walther et Malacarne ont fait graver de semblables variétés. Zagorsky a eu l'occasion d'observer, sans qu'il y eût transposition des viscères, l'absence du tronc brachio-céphalique du côté droit, et sa présence au côté gauche ; il a vu aussi les deux carotides naître par un tronc commun de la crosse de l'aorte, tandis que deux artères sous-clavières en provenaient isolément. Mais l'anomalie la plus intéressante pour nous est sans contredit celle où le tronc innominé manquant, l'artère sous-clavière droite naît de la paroi gauche de la crosse aortique, se contourne en passant tantôt derrière l'œsophage, tantôt entre ce conduit et la trachée-artère, pour se rendre à sa destination accoutumée. Je l'ai observée quatre fois. Je me rappelle qu'un jour, entre autres, voulant démontrer, dans mes cours d'opérations, la ligature du tronc innominé, et ne le trouvant pas après de longues recherches, je fendis le sternum pour reconnaître la cause de mon insuccès : ce tronc manquait ; l'artère sous-clavière, placée très profondément et incomplète, passait derrière l'œsophage ; elle était fournie par l'extrémité gauche de la crosse de l'aorte.

L'artère et la veine sous-clavière elles-mêmes peuvent offrir de singulières transpositions. M. le professeur Blandin rapporte un cas où la veine passait avec l'artère dans l'intervalle des muscles scalènes. MM. les professeurs Velpeau et Cruveilhier ont vu au contraire ces deux vaisseaux placés au-devant de ces muscles. M. Manec m'a dit avoir vu un cas plus curieux encore, dans lequel, les deux vaisseaux se croisant, la veine se jetait entre les deux muscles scalènes, tandis que l'artère passait au-devant du scalène antérieur. Enfin il n'est pas rare, et je l'ai assez souvent observé en faisant manœuvrer les opérations chirurgicales, de voir l'artère passer à travers les fibres du muscle scalène antérieur. Dans ce cas, elle est plus rapprochée de la veine, plus abritée par la clavicule et plus difficile à découvrir. On va voir, par l'observation qui va suivre, dans quel embarras ces dispositions insolites peuvent jeter les plus habiles opérateurs. Le 13 juillet 1837, un soldat en garnison à Montpellier reçoit en duel un coup de sabre dans l'aisselle droite, immédiatement suivi d'une abondante hémorrhagie. Mandé près de lui, le professeur Lallemand tente de lier l'artère sous-clavière en dehors des scalènes; mais après l'incision méthodique et de longues recherches, il ne peut trouver ce vaisseau, et lie, en désespoir de cause, l'artère axillaire entre le deltoïde et le grand pectoral. Le malade ayant succombé peu d'heures après cette double opération, voici le résultat de l'autopsie cadavérique tel que l'a publié M. Dubreuil : « La veine sous-clavière se trouvait entre les muscles scalènes, dans la position que l'artère occupe ordinairement. Après une dissection attentive on parvient enfin à l'artère, dont les connexions sont interverties; c'est-à-dire qu'elle ne conserve plus de rapport avec la première côte, au-dessus et en dehors de laquelle elle est comme suspendue ; un intervalle de 9 lignes environ sépare l'artère du bord

acromial du scalène antérieur ; par suite de sa dé-
viation, elle est plus voisine du postérieur, et se
trouve immédiatement en rapport, en avant et en
haut, avec les branches du plexus nerveux. » (*Gazette médicale*, 1837, page 563.)

C. *Ganglions et vaisseaux lymphatiques.* Les
ganglions lymphatiques de la région sus-claviculaire sont disposés sur trois plans. Les uns, superficiels, compris entre les aponévroses superficielle
et moyenne du cou, sont couchés, la plupart, derrière la clavicule, jusque sous le muscle sterno-
mastoïdien ; un ou deux, plus petits que les autres,
côtoient l'origine de la veine jugulaire externe.
Ces ganglions reçoivent les vaisseaux lymphatiques
de la région latérale superficielle du cou et des
régions voisines du thorax et de l'épaule.

Les moyens sont placés sous l'aponévrose
moyenne, et parallèlement à la veine sous-clavière ;
ils se continuent en dedans avec la chaîne verticale
des ganglions cervicaux profonds. Ils reçoivent les
vaisseaux lymphatiques provenant de l'aisselle et
de l'épaule, et quelques uns des poumons qui re-
montent dans le médiastin.

Le plan profond est constitué par un ou deux
ganglions, quelquefois très voluminenx, placés
sous l'aponévrose profonde, dont un est tellement
voisin de l'artère sous-clavière que M. Crossines a
cru pouvoir l'indiquer comme point de repère
lorsqu'on veut pratiquer la ligature de ce vaisseau.

5° *Nerfs.* A. Le plexus cervical émet de sa partie inférieure deux branches ( branches sus-clavicu-laires et sus-acromiales ), qui, bientôt subdivisées, couvrent de leurs filets divergents l'espace sus-cla-viculaire, et vont se distribuer dans les régions cutanées voisines du thorax, et de l'épaule.

B. Plus profondément située, se trouve l'ori-gine du plexus brachial, qui, large d'abord et logé entre les scalènes, derrière l'artère sous-clavière, se rétrécit en descendant, émet la branche thora-cique postérieure, les sus et sous-scapulaires, et disparaît de la région en se portant dans le creux de l'aisselle.

C. Profondément et en dedans, sur les limites de la région, se voient le nerf pneumo-gastrique et le nerf phrénique. Le premier descend derrière l'artère carotide et la veine jugulaire interne ; le second, accolé au muscle scalène antérieur, le croise très obliquement avant de pénétrer dans la cavité du thorax.

6° *Plèvre.* En décrivant la région sus-claviculaire, nous ne devons pas omettre le cul-de-sac supérieur de la plèvre. Plus marqué à gauche qu'à droite, il dépasse toujours le niveau de la première côte. Je l'ai vu assez souvent offrir un pouce environ de hauteur, et chez les femmes dont la poitrine a été long-temps et fortement comprimée, il présente parfois des dimensions très remarquables.

7° *Tissu cellulaire.* Il est assez abondant, mais

partout lâche, extensible et peu graisseux, si ce n'est sous les téguments.

Après avoir étudié séparément les éléments nombreux qui composent la région sus-claviculaire, il convient de les examiner sur place, et d'après leur ordre de superposition. Sous les téguments, remarquables ici par leur peu d'épaisseur, se voient successivement, 1° une couche cellulo-graisseuse mince, adhérente au muscle peaucier; 2° le muscle peaucier; 3° un tissu cellulaire filamenteux placé sous le muscle, dont il favorise les mouvements. Dans son épaisseur, et à deux travers de doigt au-dessus de la clavicule seulement, la veine jugulaire, qui s'enfonce plus bas, sous l'aponévrose superficielle; sur le même plan, les filets sus-claviculaires et sus-acromiens du plexus cervical, qui sont d'abord placés sous l'aponévrose, et ne deviennent superficiels que près de la partie inférieure du cou; 4° l'aponévrose superficielle du cou; et, sur le même plan, les muscles sterno-mastoïdien et trapèze; 5° un espace situé entre ce feuillet et l'aponévrose moyenne, apparent surtout au niveau de la clavicule et derrière le muscle sterno-mastoïdien, rempli par du tissu cellulaire lâche, non graisseux, et continu avec le tissu cellulaire moyen de la région trachélienne. C'est par là que certains abcès de la région sus-claviculaire peuvent se porter à la partie antérieure du cou, et *vice versá;* c'est là que se forment parfois des abcès chroniques, des kystes, des tumeurs variées, dont le diagnostic offre souvent les difficultés les plus grandes. Cet espace est fermé inférieurement par l'insertion de l'aponévrose cervicale moyenne à la face postérieure de la clavicule, et isolé ainsi du tissu cellulaire profond de la région sus-claviculaire; de sorte que les maladies qui s'y développent ont peu de tendance à s'étendre plus profondément. Sur le même plan, et au milieu de ce tissu cellulaire, se trouvent les ganglions lymphatiques superficiels de la région, et derrière le muscle sterno-mastoïdien, le rameau transversal d'anastomose, entre la veine jugulaire antérieure et la jugulaire externe; 6° l'aponévrose cervicale moyenne, les muscles omoplato-hyoïdien et sterno-hyoïdien; inférieurement, la veine sous-clavière, dont les parois sont soutenues et fixées par un prolongement de l'aponévrose; 7° un tissu cellulaire lâche, non graisseux, assez abondant, continu en dedans avec le tissu cellulaire immédiatement placé au-devant de la trachée-artère, et communiquant en bas avec celui du creux de l'aisselle; il renferme quelques ganglions lymphatiques, l'artère scapulaire supérieure, la branche transversale qu'elle envoie au muscle trapèze, et leurs veines satellites; en dedans l'artère carotide, la veine jugulaire interne et le nerf vague, enveloppés dans une gaîne commune, moins dense que vers le milieu du cou, et continue en avant avec l'aponévrose cervicale moyenne; 8° l'aponévrose profonde;

9° le muscle scalène antérieur et le nerf diaphragma-
tique; en dedans de ce muscle et en bas, le cul-
de-sac de la plèvre, avoisiné à droite par le tronc
innominé, à gauche par l'artère sous-clavière et le
canal thoracique; plus haut, une partie du trajet
des artères thyroïdiennes inférieures et vertébrales,
la veine vertébrale, très volumineuse, placée en
avant et en dehors de l'artère. Très profondément
placée, l'artère vertébrale s'engage à travers l'apophyse transverse de la sixième vertèbre du cou; et
disparaît de la région. En dehors du muscle scalène antérieur, et derrière lui, l'artère sous-clavière, un ganglion lymphatique volumineux, le
plexus brachial, l'artère cervicale transverse, passant tantôt entre les nerfs du plexus, tantôt à travers le muscle scalène postérieur; 10° enfin le muscle scalène postérieur formant les limites profondes
de la région sus-claviculaire.

Telle est, en résumé, la région sus-claviculaire,
dont je vais maintenant étudier les anévrismes.

### DES ANÉVRISMES DE LA RÉGION SUS-CLAVICULAIRE EN GÉNÉRAL.

Si, pour préciser le sens du mot *anévrisme*, j'a-
doptais la définition de Scarpa et d'Hogdson,
je n'aurais à m'occuper que des tumeurs dues
à la présence du sang artériel dans une cavité
circonscrite (sac-anévrismal) communiquant avec

l'artère par un orifice plus ou moins étroit.
Il me serait facile de justifier cette manière de
voir. Peut-on, en effet, sous le point de vue de l'a-
natomie pathologique, des symptômes et du traitement, réunir aux anévrismes proprement dits les
tumeurs *cylindroïdes*, *sacciformes*, *cirsoïdes* dues
à la simple dilatation des tuniques artérielles?
Existe-t-il la moindre analogie entre un *anévrisme
faux consécutif* et l'infiltration du sang qui succède
immédiatement à la blessure d'une artère? enfin
l'*anévrisme artérioso-veineux* lui-même n'a-t-il pas
aussi des phénomènes propres, distincts des tumeurs sanguines dont on l'a voulu rapprocher?
Cependant, pour nous conformer à l'usage et pour
ne point encourir le reproche d'avoir voulu rétré-
cir un sujet déjà très limité par lui-même, nous
adopterons la définition la plus générale du mot,
telle qu'elle est donnée par nos auteurs classiques,
et nous nous occuperons successivement des anévrismes traumatiques et des anévrismes dits spontanés ou de cause organique.

La région sus-claviculaire communiquant en dehors et en bas avec l'aisselle, en dedans et en
bas avec la cavité du thorax, il semble naturel
de penser que les anévrismes dont elle est le
siège ne doivent point tous s'y être primitivement
développés, et que des tumeurs peuvent venir y
réclamer droit de domicile après avoir pris leur
origine dans l'une ou l'autre de ces deux cavités.

D'après cette idée, la région sus-claviculaire pourrait être considérée comme un centre commun
où viendraient aboutir les anévrismes des régions auxquelles elle est intermédiaire. Cependant l'observation ne justifie qu'imparfaitement
cette induction théorique fournie par l'étude de
l'anatomie. En effet, si l'on voit souvent des
tumeurs appartenant au tronc innominé, à l'o-
rigine des artères sous-clavières ou carotides, se
jeter dans le creux sus-claviculaire après avoir
franchi le sommet du thorax; si l'on voit aussi
quelques anévrismes de l'aorte elle-même remonter le long du médiastin et manifester leur
présence soit au-devant du cou, soit au-dessus de
la clavicule, il n'en est pas de même des anévrismes
développés dans le creux de l'aisselle. Ces anévrismes, qu'au premier abord on croirait devoir
remonter dans le creux sus-claviculaire, grossissent
dans l'aisselle même, dont ils écartent et distendent
les parois ; ils soulèvent et repoussent en haut la
clavicule, mais ils ne s'engagent jamais à travers
le sommet étroit de celte cavité. Du reste, dans les
détails qui vont suivre, j'aurai l'occasion de revenir
sur ces faits, dont il est facile dès à présent d'apprécier
l'importance. La seule conclusion que j'en veuille
tirer pour le moment, c'est que mon travail, pour
être complet, doit avoir non seulement pour objet
les anévrismes des artères carotides et sous-clavières dans leur trajet au-delà du thorax, mais qu'il

doit embrasser aussi une partie de l'histoire des tumeurs formées par l'origine de ces artères, par le tronc innominé et par l'aorte elle-même.

## 1° DES ANÉVRISMES TRAUMATIQUES DE LA RÉGION SUS-CLAVICULAIRE.

L'artère sous-clavière est abritée par la clavicule et dès lors peu exposée à l'action des corps vulné-rants. Cependant, si, l'épaule étant élevée, l'instru-ment était dirigé obliquement de bas en haut sous la clavicule, ou si, l'épaule étant abaissée, l'instru-ment était dirigé obliquement de haut en bas au-dessus de cet os; l'artère pourrait être ouverte, seule ou avec la veine sous-clavière; de là des ané-vrismes *faux primitifs, faux consécutifs* et *arté-rioso-veineux*.

A. *Anévrismes faux primitifs*. Je ne connais pas d'exemple où, l'artère sous-clavière ayant été seule blessée, une tumeur se soit formée dans le creux sus-claviculaire par la présence du sang in-filtré ou épanché autour de ce vaisseau. La blessure d'une artère aussi volumineuse doit, en effet, près-que toujours fournir une hémorrhagie promptе-ment mortelle. Cependant l'on conçoit la possibi-lité d'un semblable anévrisme, dans le cas où la plaie de l'artère et celle des téguments offriraient très peu d'étendue. On verrait alors survenir, im-médiatement après la blessure, une tumeur effa-çant le creux sus-claviculaire, et s'étendant plus

ou moins à l'aisselle, au cou, et même vers la cavité
du thorax ; où elle pourrait devenir menaçante
pour les organes de la respiration. L'oreille, appliquée sur elle, ferait entendre d'abord un léger
bruissement, puis un bruit de souffle ou de frotte-
ment distinct, dû au passage du sang à travers la
plaie du vaisseau. Elle offrirait des pulsations isochrones aux battements du cœur. Je dois ajouter
cependant que ce symptôme des anévrismes faux
primitifs est en général beaucoup moins marqué
que ne l'ont dit les pathologistes, surtout dans les
premiers moments de l'existence de la maladie.

Si les progrès de l'épanchement n'étaient pas
rapides, il serait prudent de se borner aux moyens
généraux et locaux généralement conseillés, en
pareille circonstance, pour obtenir la formation
d'un caillot dans la plaie de l'artère et la conden-
sation du sang extravasé autour d'elle. On prescri-
rait le repos le plus absolu, la saignée du bras,
et l'on appliquerait sur la tumeur des réfrigérants,
la glace même, soutenus par une douce compression. Mais si l'hémorrhagie devenait inquiétante, si
le siége de la plaie laissait voir la possibilité d'y
mettre un terme en liant la sous-clavière à son
origine, ou même le tronc innominé, on ne devrait
pas hésiter, dans une conjoncture aussi grave, à
tenter cette périlleuse et difficile opération. Pendant qu'un aide comprimerait le vaisseau dans la
région sus-claviculaire, on ferait une incision en L

le long de la clavicule et sur le bord interne du muscle sterno-mastoïdien, suivant le procédé de V. Mott ; on détacherait l'insertion sternale du sterno-mastoïdien, et l'on obtiendrait ainsi une large ouverture par laquelle on arriverait au but désiré.

B. *Anévrismes faux consécutifs*. Le silence des observateurs est tout aussi complet sur ces anévrismes que sur ceux dont je viens de m'occuper. On en conçoit cependant la possibilité de leur existence, et jusqu'à un certain point on peut en indiquer le mode de développement, ainsi que les symptômes: si, par exemple, l'artère sous-clavière était divisée dans une très petite étendue, et que la compression pratiquée à temps ou une syncope eussent pu arrêter l'hémorrhagie ou borner les progrès de l'effusion du sang dans le tissu cellulaire, il est probable que la cicatrice céderait bientôt à l'effort latéral du sang, et deviendrait le point de départ d'un anévrisme sacciforme. On verrait alors apparaître, peu de jours après la blessure, une tumeur placée sur le trajet du vaisseau, circonscrite, accompagnée de mouvements d'expansion et de resserrements isochrones aux battements du cœur; l'auscultation y ferait entendre un bruit de souffle plus ou moins marqué. Les progrès en seraient rapides, attendu le volume du vaisseau blessé et le peu de résistance qu'opposeraient à son développement les fascia cervicaux moyen et profond.

Il serait urgent d'opposer un remède à une aussi grave maladie, dont la conséquence naturelle serait la rupture du sac et une hémorrhagie mortelle. Dans ce cas, la seule opération praticable serait la ligature du vaisseau blessé, suivant la méthode d'Anel, c'est-à-dire très près de l'anévrisme, entre lui et le cœur. Je pense que l'on pourrait non seulement agir sur l'artère sous-clavière en dehors des scalènes ou entre ces muscles, comme on l'a fait bien des fois dans les cas de plaie de l'artère axillaire, mais encore au besoin mettre à découvert, à gauche, l'artère sous-clavière vers le bord trachéal du scalène antérieur, et, à droite, le tronc innominé. Ces opérations hardies, que nous condamnerons bientôt quand nous en apprécierons l'application au traitement des anévrismes spontanés, auraient, dans le cas actuel, plus de chances de succès, vu l'intégrité des tuniques artérielles.

Du reste on choisirait pour l'exécution le procédé le plus accommodé au siège et au volume de l'anévrisme. Pour lier l'artère sous-clavière entre les muscles scalènes, on adopterait l'incision longitudinale conseillée par Ast. Cooper et Dupuytren, de préférence à l'incision transversale, qui aurait l'inconvénient de s'étendre en dehors sur la surface même de la tumeur.

Dans le cas où l'anévrisme, s'étant développé avec lenteur, offrirait des parois suffisamment résistantes, on pourrait lui appliquer peut-être la méthode de Brasdor, que nous étudierons bientôt.

Privé de faits, comme je l'ai déjà dit plus haut,
pour appuyer les idées que je viens d'émettre, et dé-
sireux cependant de ne pas encourir le reproche
d'être resté dans le champ des hypothèses, j'appel-
lerai à mon secours l'analogie, en rapportant ici
l'observation d'un anévrisme faux de la partie supérieure de l'artère axillaire, qui réunit la plupart
des circonstances que j'ai indiquées, tant sous le
rapport des symptômes observés que sous celui du
traitement mis en usage.

Obs: *Plaie et anévrisme faux de l'artère axillaire; ligature de la sous clavière;* par M. White d'Hudson.

Un jeune homme d'une forte constitution reçut
dans un duel, à la partie antérieure de l'épaule
gauche, un coup de poignard qui blessa l'artère
axillaire à sa partie supérieure : il fut sur le point
de périr d'hémorrhagie, avant d'avoir pu recevoir
des secours éclairés; enfin une forte compression
vint à bout d'arrêter l'écoulement sanguin:

Quatre jours après l'accident, il n'était pas douteux qu'une tumeur anévrismale ne se fût formée;
mais l'extrême sensibilité et la tuméfaction des
parties voisines firent remettre à quelques jours
l'opération qui se trouvait indiquée.

Deux semaines après l'accident, la tuméfaction
avait disparu, et l'on crut facilement reconnaître

une tumeur pulsative, volumineuse; qui tendait à repousser la clavicule, et qui était sur le point de se rompre.

On pratiqua la ligature en dehors des scalènes.

Au moment où la ligature fut serrée, toute pulsation cessa dans la tumeur.

Comme celle-ci était fortement tendue, on y fit une piqûre avec la lancette; ce qui donna issue à une petite quantité de sang et amena beaucoup de soulagement.

Quatre jours après l'opération, l'artère radiale présentait des pulsations; au bout de huit jours la tumeur avait entièrement disparu. La ligature tomba le 17ᵉ jour, et la plaie était fermée le 21. (1).

C. *Anévrismes artérioso-veineux.* Si, en traçant l'histoire des anévrismes faux, primitifs ou consécutifs de la région sus-claviculaire, j'ai regretté l'absence complète d'observations, il n'en sera pas de même en décrivant les anévrismes artérioso-veineux. J'en ai recueilli dans les auteurs six exemples bien circonstanciés, et moi-même, en 1832, à la clinique du professeur Sanson, j'en ai observé un des plus remarquables. Un homme âgé de 50 ans avait reçu, pendant les guerres de l'empire, un coup de feu au-dessus de la clavicule gauche, vers le bord externe du muscle sterno-mastoïdien. Le projectile n'avait pu être extrait, et paraissait être resté sous le scapulum. Dans le lieu de la blessure

(1) *Gazette médicale*, 1839, p. 282.

se voyait une cicatrice déprimée, adhérente à la clavicule et attestant que cet os avait été légère-ment entamé. Depuis lors, cet homme, d'une santé d'ailleurs parfaite, était incommodé par un bruis-sement, un ronflement continuel, vers la clavi-cule, l'aisselle et la partie latérale inférieure du cou. Ce bruit était effrayant lorsqu'on appliquait l'oreille contre la clavicule; on l'entendait même en se tenant à plusieurs pouces de distance du cou; et en posant la main sur la région malade, on y percevait de fortes vibrations. Le pouls battait fai-blement à l'avant-bras; cependant le membre était aussi nourri que l'autre : le malade se plaignait seulement d'y supporter difficilement le froid.

Ce nombre imposant de faits relatifs aux ané-vrismes artérioso-veineux de la partie inférieure du cou, comparé à l'absence d'observations d'a-névrismes faux, primitifs ou consécutifs, semble-rait établir que les blessures simultanées des grosses artères de cette région et de leurs veines satellites sont infiniment plus communes que celles des ar-tères seules. Cette conclusion est naturelle sans doute; mais ne peut-on pas penser également que, si nous manquons de faits relatifs aux lésions des artères seules, cela tient à ce que ces lésions ayant été mortelles, les chirurgiens n'ont eu aucun in-térêt à les publier ?

Les blessures qui intéressent à la fois une artère et une veine dans les conditions voulues pour l'établissement d'un anévrisme artérioso-veineux, sont loin d'être aussi graves. En effet, lorsqu'une grosse artère est seule ouverte, il en résulte le plus communément une hémorrhagie promptement mortelle ; lorsqu'au contraire ce vaisseau et sa veine satellite se trouvent simultanément divisés, la veine reçoit le sang qui s'échappe de l'artère. Ce sang, à la vérité, est perdu momentanément pour la circulation capillaire, mais il ne l'est pas du moins pour le malade, puisqu'il rentre immédiatement dans le torrent de la circulation.

Tous les gros vaisseaux de la région sus-claviculaire n'offrent pas des conditions anatomiques également favorables à la production de l'anévrisme artérioso-veineux ; on les rencontre surtout à l'artère carotide, car la veine jugulaire interne lui est exactement accolée, et dans des rapports tels qu'un corps vulnérant, dirigé d'avant en arrière, et de dehors en dedans, ne saurait atteindre l'artère sans avoir préalablement transpercé la veine.

L'artère sous-clavière n'offre pas la même disposition. Séparée d'abord de la veine par le muscle scalène antérieur et par du tissu cellulaire lâche, elle ne s'en approche qu'au moment où elle va s'engager sous la clavicule : aussi, parmi les sept observations connues d'anévrismes artérioso-veineux, on en voit cinq avoir leur siége à l'artère carotide, et deux seulement à la sous-clavière près de sa terminaison. Du reste, toutes les blessures

simultanées de l'artère et de la veine , quels que
soient la forme ou le mode d'action des corps
vulnérants , peuvent , ici comme ailleurs, être
suivies d'un anévrisme artérioso-veineux, pourvu
qu'elles se bornent à intéresser une partie seulement du calibre des deux vaisseaux.

Les symptômes de cet anévrisme, d'après l'analyse
des faits connus, offrent, dans la région sus-claviculaire, des particularités dignes d'être notées : la
blessure est immédiatement suivie de l'effusion
d'une plus ou moins grande quantité de sang à l'extérieur ; il s'en épanche aussi dans le tissu cellulaire
placé autour des vaisseaux.

Dans une des observations que nous rapporterons bientôt, le trumbus, placé sous le muscle
sterno-mastoïdien et au-dessus de la clavicule , acquit promptement le volume de la tête d'un nouveau-né, et détermina des phénomènes graves de
suffocation. On a observé aussi des douleurs et des
fourmillements dans le membre supérieur, dues
sans doute à la compression exercée par la tumeur
sur le plexus brachial.

Jusqu'ici on ne voit rien qui soit propre à l'a-
névrisme artérioso-veineux, et les phénomènes généraux eux-mêmes sont ceux de toute blessure
d'artère avec hémorrhagie grave. Mais bientôt, et
peu à peu, la maladie prend la physionomie qui lui
est propre ; des phénomènes spéciaux s'observent
d'abord dans la marche du trumbus. Ordinairement

lorsqu'une artère seule est blessée. l'épanchement de sang fait des progrès incessants et envahit promptement une grande étendue ; ici, au contraire, il cesse rapidement de s'accroître, et au bout de vingt-quatre heures on peut constater en lui de la diminution. Cette différence, étrange au premier abord, s'explique cependant naturellement, si l'on considère que dans la blessure simultanée de l'artère et de la veine, l'ouverture de celle-ci offre au sang un déverticulum où il peut facilement s'échapper.

A l'époque où le trumbus commence à décroître, on commence aussi à percevoir dans le voisinage de la blessure et au niveau de la tumeur un frémissement, un susurrus patrognomonique annonçant le passage du sang de l'artère dans la veine. Peu marqué d'abord, parce que ce passage est gêné par le gonflement et l'infiltration sanguine des bords de la plaie des vaisseaux, il devient de jour en jour plus intense, au fur et à mesure que l'on s'éloigne de l'accident ; enfin il acquiert ces caractères bien connus que l'on a décrits avec tant de soin dans tous les cas d'anévrisme artérioso-veineux. Ainsi, dans la première observation que nous rapporterons bientôt, ce bruit était semblable à celui d'un soufflet de forge versant rapidement sa colonne d'air sur un foyer embrasé ; dans la seconde, c'était un sifflement particulier comparé à celui d'un liquide s'échappant par un orifice étroit ; dans la troisième, M. Larrey l'assimile au bruissement de l'eau

circulant à travers des tuyaux tortueux de fer
blanc; enfin, dans le fait que j'ai observé, c'était
un frémissement cataire continu, saccadé, d'un
ton fort grave et d'une grande intensité. Ce bruit,
que le chirurgien constatait facilement, était également appréciable pour le malade; il devenait
surtout très incommode quand celui-ci se couchait
sur le côté blessé.

A ces phénomènes locaux du côté de la plaie et
de la tumeur, se joignent des lésions fonctionnelles dues à l'arrivée du sang artériel dans le système veineux. Lorsque la blessure occupe l'artère
carotide, le sang arrivant dans la veine jugulaire
interne gêne la circulation veineuse de la tête, et
amène de la céphalalgie, des symptômes de con-
gestion du côté du cerveau ou des méninges. Chez
le jeune homme qui fait le sujet de la seconde observation, ces symptômes furent alarmants: tout
le corps devint sensible, il y eut du délire, et le malade s'élança hors de son lit. Dans des cas moins
graves, les malades se sont plaints pendant long-
temps d'être privés de sommeil. Un de ceux dont
M. Larrey a publié l'histoire ne pouvait dormir la
tête basse ou dans une situation horizontale sans
éprouver des vertiges qui le forçaient à changer de
position. Les observations publiées jusqu'à ce jour
font peu mention de troubles survenus dans les
fonctions du cœur ou des poumons. Dans un fait
seul, rapporté par M. Breschet, il est dit qu'à plu-

sieurs reprises le malade éprouva des palpitations de cœur passagères. L'absence de ces troubles est d'autant plus étonnante que, dans un cas d'anévrisme artérioso-veineux du pli du bras, observé par Boisseau, « un bruissement considérable et un frémissement visible se faisaient entendre dans toute la longueur des veines du bras, et le malade disait éprouver la sensation de ce frémissement tout le long du membre, sous l'aisselle et jusque dans la région du cœur ; de temps à autre de fortes palpitations de ce viscère se joignaient à cette sensation, et le malade disait que le cœur allait lui manquer (1). »

Le trouble introduit dans la circulation par la pénétration du sang artériel dans les veines, détermine aussi des changements dans la forme et dans la structure de ces vaisseaux. Leurs parois, qui ne sont point appelées dans l'état physiologique à soutenir un pareil effort, se laissent distendre, et peu à peu elles s'hypertrophient. C'est à la veine jugulaire surtout, dont les tuniques sont facilement extensibles, que cette ampliation est la plus prononcée ; on l'a vue vis-à-vis de la blessure égaler le volume d'une noix ou d'un œuf de poule. Du reste, elle ne se borne pas au voisinage de la plaie ; presque toujours elle s'étend au loin ; mais elle est d'autant moins marquée qu'on l'examine à

---

(1) Sabatier, *Méd. opér.*; nouvelle édition, t. III, p. 187.

une plus grande distance de son point de départ;
au cou, elle occupe le trajet des veines jugulaires.
Dans un cas rapporté par M. Larrey, elle s'étendait
jusqu'au bras et à la veine céphalique. Les tumeurs
que forment à la surface du cou ces veines dilatées, s'accroissent brusquement dans les efforts de
toux; elles diminuent ou s'effacent même pendant
une profonde inspiration.

Les artères paraissent, en général, éprouver
dans l'anévrisme artérioso-veineux des altérations
secondaires très dignes de fixer l'attention. D'a-
près W. Hunter, ces vaisseaux augmentent de calibre au-dessus de la blessure, et diminuent au-dessous d'elle. D'après les recherches récentes de M. le
professeur Breschet, il paraît démontré que l'artère se dilate dans tout son trajet; mais elle s'a-
mincit en même temps, et semble subir comme
une transformation veineuse. M. Breschet attribue
cet état à un échange de sang qui s'opère, suivant
lui, entre les deux espèces de vaisseaux. Les faits
me manquent pour discuter et résoudre cette question. Ce qu'il m'importe d'ailleurs de constater ici,
sous le point de vue clinique, c'est que, dans les
anévrismes artérioso-veineux de la région sus-claviculaire, ces altérations, si elles existent, ne déterminent aucun désordre fonctionnel. Dans le cas
que j'ai observé, où la maladie siégeait à l'artère
sous-clavière, les seuls symptômes qu'il m'ait été
possible de rapporter à un trouble quelconque sur-

venu dans la circulation artérielle, étaient la faiblesse du pouls et la sensibilité du membre à l'impression du froid.

Lorsque les accidents primitifs de la plaie sont calmés, l'anévrisme artérioso-veineux, une fois établi, n'est pas une maladie grave. A part un bruit plus ou moins incommode, dont les malades peuvent diminuer l'intensité en se couchant la tête élevée et sur le côté du corps opposé à la blessure; à part quelques étourdissements et du trouble passager dans la circulation, la vie n'est nullement compromise, et il existe aujourd'hui des individus vivant dans cet état depuis un grand nombre d'années; M. le professeur Breschet semblerait même croire que les anévrismes variqueux du cou et de la région sus-claviculaire sont moins dangereux par leurs suites que ceux qui surviennent dans les autres régions. Cette opinion ne me paraît pas démontrée pour les anévrismes du membre supérieur, mais elle est exacte pour ceux du membre inférieur; car, ici, les obstacles à la circulation de retour rendent quelquefois la marche difficile, douloureuse, et facilitent le développement d'ulcères variqueux.

L'existence d'une tumeur anévrismale développée entre l'artère et la veine divisées, qu'il n'est pas rare de rencontrer dans les anévrismes artérioso-veineux des membres, n'a pas encore été observée dans ceux de la région sus-claviculaire.

peut-être faut-il attribuer cette particularité à ce que la circulation veineuse du cou est plus facile, et sujette à moins d'obstacles que la circulation dans les veines superficielles des membres, de sorte que le sang, pouvant librement passer de l'artère blessée dans la veine, ne tend pas à distendre le tissu cellulaire placé entre ces deux vaisseaux. Si le hasard faisait rencontrer cette complication, on pourrait par la même raison la regarder comme moins dangereuse ici qu'elle ne l'est dans les membres.

Les détails qui précèdent sur l'anévrisme artérioso-veineux de la région sus-claviculaire, établissent que le traitement de cette maladie doit être fort simple dans la plupart des cas, et se borner à la prescription de soins hygiéniques ; ainsi on devra recommander au malade de se coucher la tête aussi élevée que possible, d'éviter tous les vêtements capables d'exercer autour du cou la moindre constriction, et de s'abstenir d'efforts violents et répétés. S'il survenait du côté du cerveau des accidents de pléthore, on les combattrait immédiatement par la saignée du bras.

Mais si des accidents quelconques réclamaient l'intervention de la chirurgie, de quelle nature seraient les opérations qui pourraient devenir nécessaires?

Sans nous occuper ici ni de la compression, ni des réfrigérants, ni de la méthode de Valsalva,

moyens thérapeutiques insuffisants dans l'anévrisme
spécial qui nous occupe, nous ne parlerons que de
la ligature de l'artère malade. Mais ira-t-on, suivant la méthode d'Anel, découvrir le vaisseau entre la blessure et le cœur? Qui ne voit immédiatement les difficultés et les dangers d'une opération
dont le champ serait limité dans l'espace étroit qui
sépare la lésion traumatique de l'artère du sommet
de la poitrine? Et d'ailleurs ne serait-on pas gêné
encore par la présence de la jugulaire interne et
par celle de ses branches collatérales, toujours considérablement dilatées?

En supposant qu'on pût accomplir cette opération, nous avons encore à nous demander quel en
serait le résultat définitif. Le nombre et le volume
des anastomoses établissent une communication
trop facile et trop directe entre les deux artères carotides, soit entre elles, soit avec les sous-clavières, pour qu'il soit rationnel de supposer que le
sang ne sera pas immédiatement rapporté dans le
bout supérieur, et ne rendra ainsi la ligature inutile.

La méthode de Brasdor à son tour est-elle ap-
plicable dans ce cas? Non sans doute, car elle ne
pourrait avoir d'autre résultat que l'arrivée du
sang dans la tumeur avec plus de force qu'auparavant. L'absence de caillot dans l'anévrisme artérioso-
veineux éloigne ici toutes les chances de succès sur
lesquelles est fondé ailleurs l'emploi de cette méthode. Serait-elle mieux indiquée dans le cas où un

anévrisme se serait développé entre l'artère et la veine? Pas davantage, car si, dans les cas ordinaires, après l'opération de Brasdor, les anévrismes offrent une impasse dans laquelle le sang séjourne et peut par conséquent se coaguler, il n'en pourrait être ainsi dans le cas qui nous occupe, l'anévrisme n'étant alors qu'une espèce de canal ouvert à ses deux extrémités et faisant communiquer librement l'artère avec la veine. Ce liquide ne le traverserait pas avec moins de facilité avant qu'après l'opération.

La conclusion immédiate de ceci est que pour réussir, il faut de toute nécessité lier l'artère au-dessus et au-dessous du siége de la maladie. Cette proposition, qui fait aujourd'hui la base du traitement chirurgical des anévrismes artérioso-veineux, a été acquise à la pratique par les belles recherches de M. le professeur Breschet.

L'histoire de l'anévrisme artérioso-veineux, telle que je viens de la tracer, étant le résultat des faits que j'ai pu recueillir, il ne sera pas sans quelque intérêt de la faire suivre de l'exposition détaillée et fidèle des documents qui m'ont servi à l'établir.

PREMIÈRE OBSERVATION.—*Anévrisme artérioso-veineux de l'artère carotide et de la veine jugulaire interne*, par M. Willaumé, chirurgien en chef de l'hôpital militaire de Metz.

En 1821, un soldat en garnison à Metz, s'amusant à faire des armes avec un de ses camarades, reçut un coup de pointe de sabre (appelé briquet) qui, après avoir percé la cravate, atteignit la partie inférieure et latérale droite du cou. Le sang jaillit à l'instant même; la plaie fut bandée et le blessé conduit au quartier. Le chirurgien trouva à l'endroit de la blessure une tumeur dont le volume égalait celui d'un œuf: c'était un véritable trumbus; l'hémorrhagie était arrêtée; il n'y avait pas eu de syncope.

La blessure consistait en une petite plaie longitudinale d'environ 5 millimètres d'étendue, située à 19 millimètres du bord externe du muscle sterno-mastoïdien; à pareille distance de la clavicule d'une part et de la veine jugulaire externe de l'autre, et à 40 millimètres de l'articulation sternale de cet os.

La tumeur sanguine considérable; mais moins cependant que la veille, était pulsative, et accompagnée d'un bruissement singulier qui s'étendait à tout ce côté du col, depuis la clavicule jusque derrière l'oreille.

On saigna le malade et on appliqua de la glace sur la tumeur.

La première idée fut que la carotide était ouverte; et des recherches faites sur un cadavre comparativement avec la situation et la direction de la blessure, confirmèrent cette idée.

Cependant le jour suivant il n'était rien survenu de nouveau; le malade, affecté de bronchite, avait beaucoup toussé, et l'hémorrhagie ne s'était point reproduite. Cette circonstance, jointe à la diminution progressive de la tumeur, aux bruissements étendus qui se faisaient sentir autour d'elle, au gonflement qui se manifesta sur le trajet des veines superficielles du cou et de la face du côté blessé, firent penser que la veine jugulaire interne avait été transpercée, et la paroi correspondante de la carotide piquée par la pointe de l'arme.

Les choses restèrent en cet état pendant plusieurs jours ; une ecchymose s'étendit sur toute la région latérale du cou. En même temps que la tumeur allait en diminuant, les bruissements semblèrent aussi s'y concentrer et se faire sentir moins loin d'elle.

Examinée avec le stéthoscope, elle faisait entendre un bruit semblable à celui d'un soufflet de forge versant rapidement une colonne d'air sur un foyer embrasé.

Quand le blessé se couchait sur le côté droit, il percevait encore ce bruit, mais il lui paraissait moins considérable.

Au bout de quelque temps la tumeur était réduite au volume d'une petite noix située profondément, et que soulevait chaque effort de toux. Le cercle des bruissements s'était encore resserré, et ne dépassait guère les limites de la tumeur.

La petite plaie était cicatrisée depuis long-temps et l'ecchymose presque entièrement dissipée. Le blessé sortit de l'hôpital après y être resté quarante-cinq jours (1).

DEUXIÈME OBSERVATION. — *Anévrisme variqueux de l'artère carotide et de la veine jugulaire interne.*

M. W., étudiant en philosophie, âgé de 22 ans, fut blessé en duel d'un coup d'épée qui pénétra de haut en

____

(1) *Journal compl.*, t. II, p. 71.

bas, de dehors en dedans, à un pouce au-dessus de la clavicule droite, un peu plus près de l'extrémité interne que de l'externe. La lame de l'épée était triangulaire, très aiguë et fort mince à son extrémité.

Quelques gouttes de sang s'échappèrent par la plaie extérieure, et le blessé se trouva mal à l'instant même.

Sa cravate ayant été détachée, on aperçut au-dessus de la clavicule et dans le voisinage des gros vaisseaux carotidiens une tumeur qui tirait son origine de dessous le muscle sterno-cléido-mastoïdien, *augmentait de volume à chaque pulsation*, et qui acquit bientôt celui de la tête d'un enfant nouveau-né. En peu de temps le blessé fut pris de suffocation et perdit complétement connaissance; on le saigna.

Le lendemain, la tumeur était le siége *d'une légère pulsation qui n'existait pas la veille*. Son volume était un peu diminué, et lorsqu'on approchait l'oreille, on entendait un sifflement particulier analogue à celui qui est produit par un liquide s'échappant à travers un orifice étroit.

Les battements de la tumeur étaient isochrones à ceux du pouls, et les pulsations de la radiale de ce côté et de la carotide au-dessus de la tumeur étaient plus faibles que du côté gauche.

D'après ces symptômes, il était plus que probable que la veine jugulaire interne droite communiquait avec la carotide correspondante.

Deux jours après, la tumeur avait diminué de grosseur; les pulsations étaient toujours évidentes.

Le troisième jour, la nuit fut agitée; il y eut des crampes dans les mollets et une douleur vague le long

du bras droit, avec insensibilité des doigts médius , an-
nulaire et auriculaire.

Le soir, l'agitation s'accrut ; la tête devint douloureuse, le pouls plein et fréquent. Le quatrième jour, les
symptômes devinrent très intenses ; tout le corps devint sensible au moindre contact ; le sommeil fut in-
terrompu par des rêves pénibles, le malade eut du délire
et s'élança de son lit.

Des émissions sanguines ramenèrent le calme et dis-
sipèrent les maux de tête.

Le vingtième jour, la tumeur n'avait plus que le volume d'un œuf de poule, mais les pulsations étaient
aussi fortes, ainsi que le sifflement ; celles de la carotide
étaient identiques des deux côtés.

Huit mois après l'accident, la tumeur n'était plus aussi
circonscrite qu'auparavant, mais elle était plus allongée,
et se rapprochait davantage du bord supérieur de la
clavicule.

Le sifflement ne s'entendait plus que dans le point
où la veine communiquait avec l'artère. Les battements
étaient très forts, surtout quand le malade se livrait à
de violents mouvements musculaires; lui-même en avait
conscience lorsqu'il se couchait sur le côté malade,
et alors ils augmentaient au point de rendre le sommeil
impossible.

Quand il reposait sur le côté sain, ils étaient bien
faibles.

*Pendant une profonde inspiration la tumeur s'effaçait
à l'instant même;* on ne pouvait alors ni la voir ni la sentir; ce n'est que peu à peu qu'elle reparaissait et qu'elle
redevenait sensible au doigt.

Le malade était du reste dans un état excellent ; il était plus fort et plus vigoureux qu'auparavant, et commettait impunément de fréquents écarts de régime (1).

TROISIÈME OBSERVATION. — *Anévrisme artérioso-veineux de l'artère et de la veine sous-clavière*; par M. Larrey.

En 1811, un soldat, nommé Cadrieux, âgé de trente-deux ans, reçut en duel un coup de sabre à la partie supérieure de la poitrine, au-dessus de l'articulation sterno-claviculaire.

La pointe de l'arme dirigée en arrière, en dehors et en haut, au moment où ce grenadier était fendu sur son adversaire, le bras tendu et très élevé, coupa une portion de l'attache du sterno-cléido-mastoïdien, et probablement aussi une partie du plexus brachial. Une hémorrhagie foudroyante eut lieu au même instant, et le blessé tomba en syncope. Le lendemain, il était considérablement affaibli, et offrait tous les symptômes d'une mort prochaine.

La clavicule était effacée par une tumeur considérable qui se manifestait au-dessus et au-dessous d'elle, donnant des battements isochrones au pouls. Ces battements étaient plus marqués à la partie sus-claviculaire de la tumeur. On sentait et l'on entendait plus profondément, et dans la direction de la veine axillaire, un bruissement singulier, tel que celui que produirait un liquide qu'on ferait passer à travers plusieurs tuyaux tortueux de fer-blanc.

Le bras était glacé, insensible, sans mouvement et

(1) *Arch. de méd.*, 1834, t. IV, 2ᵉ série.

sans pouls. Les veines jugulaires étaient gonflées et don
naient des battements : ce gonflement et ces battements
augmentant, des céphalalgies violentes et des signes de
délire se manifestèrent. La veine jugulaire gauche fut
ouverte dans l'intention de désemplir les vaisseaux du
cerveau et de prévenir une apoplexie. Le sang sorti en
arcade de la veine jugulaire était vermeil et présentait
tous les caractères du sang artériel. Cette saignée dis-
sipa en grande partie les battements et les douleurs
de tête.

Le dixième jour, les veines du bras, qui jusqu'alors
étaient restées affaissées, parurent gonflées, et la céphalique donnait des battements ; le trumbus était réduit de
volume et concentré dans un petit espace sous la clavicule, mais le bruissement était plus fort.

Vers le vingtième jour, la tumeur avait entièrement
disparu ; mais le bruissement s'était conservé au même
degré, ainsi que les battements des veines du cou et du
bras, et notamment de la céphalique.

Peu à peu la chaleur, la sensibilité, les mouvements
dont le bras avait été privé sont revenus ; le bruissement
a été moins sensible ; les veines ont été moins gonflées,
leurs battements plus faibles, et ces phénomènes se ré-
duisirent de plus en plus, à mesure que ceux de la circulation artérielle augmentèrent.

Cinq ans plus tard, des changements remarquables
s'étaient opérés dans la circulation artérielle et veineuse
du membre.

Les artères axillaire, radiale et cubitale, dans lesquelles les pulsations s'étaient sensiblement manifestées
vers le cinquante-cinquième jour de l'accident, n'offraient

plus le moindre mouvement ; contre toutes conjectures, la circulation s'était anéantie dans ces vaisseaux ; toutefois, la nutrition et la calorification du membre n'avaient pas été interrompues, et il offrait le même embonpoint que celui du côté opposé.

Les principaux doigts étaient fortement rétractés et privés de leur mouvement, circonstances qui dépendent sans doute de la lésion du plexus brachial, et non du dérangement de la circulation artérielle du membre (1).

Quatrième observation. — *Anévrisme artérioso-veineux de l'artère carotide et de la veine jugulaire*, par M. Larrey.

En 1821, un sergent fut blessé au cou par la pointe d'un briquet. Cette arme avait coupé longitudinalement, dans l'étendue d'environ un demi-pouce, l'attache antérieure du sterno-mastoïdien, percé plus profondément la veine jugulaire interne et le point correspondant de l'artère carotide droite primitive, très près de son origine à l'artère innominée. Il y eut une hémorrhagie très forte que le chirurgien eut beaucoup de peine à arrêter.

Quelques instants après, les bords de la plaie étaient déjà agglutinés par l'effet d'une portion de coagulum sanguin de couleur noirâtre. Dans le pourtour de la solution de continuité, s'élevait une tumeur ovoïde d'une teinte bleuâtre, grosse comme le poing, donnant des battements sensibles à l'œil et accompagnés d'un bruissement particulier.

Le sujet était faible, froid, privé de la parole et dans

(1) *Clinique chirurgicale*, t. III, p. 141.

un état de prostration tel, qu'il y avait à craindre de le voir expirer d'un moment à l'autre.

Le soir, le pouls et la chaleur étaient développés, la veine jugulaire externe était dilatée, et donnait des battements sensibles à l'œil et au toucher.

Vers le cinquième jour, l'élévation du pouls et une céphalalgie intense provoquèrent une saignée de la temporale du même côté.

La tumeur resta stationnaire du cinquième au dixième jour. A cette époque, elle parut diminuer de volume, et l'ecchymose qui la recouvrait commença à se dissiper. On continua les sédatifs. Les battements de la tumeur étaient encore très forts, et l'on entendait toujours le bruissement propre aux anévrismes variqueux; la veine jugulaire conservait aussi de légers battements : la plaie était entièrement cicatrisée.

La tumeur se réduisit graduellement, et finit par disparaître vers le soixantième jour de l'accident ; néanmoins la communication du sang de l'artère carotide dans la veine jugulaire interne continuait d'avoir lieu en produisant du bruissement.

Un phénomène remarquable à ajouter, c'est que dans les premiers jours de l'accident les veines du bras étaient si peu développées, qu'à peine si on en trouva une assez sensible pour être ouverte : on n'en voyait pas une seule sur toute l'habitude du corps, tandis que depuis la guérison le système de ces vaisseaux s'est tellement développé, que les veines capillaires qui rampent dans le derme sont plus apparentes que ne l'étaient primitivement les quatre principales veines du pli du bras (1).

(1) *Clinique chirurgicale*, t. III, p. 140.

CINQUIÈME OBSERVATION. — *Anévrisme artérioso-veineux du cou*, par M. Larrey.

Berthier, âgé de trente-sept ans, sergent, fut blessé à la partie inférieure et latérale droite du cou par un instrument piquant et tranchant : il se manifesta une tumeur ovoïde, accompagnée de bruissement ; au bout de deux mois, cette tumeur avait disparu, et le bruissement devenu presque insensible.

Les conséquences de cette lésion ont été si peu fâcheuses, que ce soldat au bout du laps de temps que je viens d'indiquer put reprendre son service (1).

SIXIÈME OBSERVATION. — *Anévrisme artérioso-veineux de l'artère carotide et de la veine jugulaire interne*, par M. le docteur Marx.

M. D***, âgé de quarante-trois ans, d'une forte constitution, reçut, il y a vingt ans, dans un duel, un coup de pointe de sabre vers l'extrémité interne de la clavicule droite, près de son bord supérieur, qui produisit une plaie d'un demi-pouce d'étendue, et dirigée de bas en haut et de dedans en dehors. Aussitôt après l'accident, il s'écoula une très grande quantité de sang d'un rouge vif, en jet volumineux et continuel, mais qui augmentait suivant les mouvements respiratoires. La plaie fut réunie exactement ; au bout de cinq jours, le malade fut étonné de remarquer de violents battements, accompagnés d'un bruit particulier, à un pouce au-dessus de la cicatrice. M. D***, n'en éprouvant aucune incommodité, ne s'en occupa point; seulement il faisait remarquer par curiosité ce battement à ses amis.

En examinant le cou, on voyait une cicatrice dirigée de bas en haut et de dedans en dehors, d'un demi-pouce d'étendue vers le bord supérieur de la clavicule droite, à un pouce de son extrémité sternale.

Dans l'espace de 2 pouces carrés au-dessus de cette cicatrice, on remarquait des battements isochrones à ceux du cœur, sensibles à la vue et beaucoup plus au toucher, avec un frémissement et un bruissement particulier. A l'aide du stéthoscope, on avait la sensation d'un rouet en mouvement; la peau dans ce point n'était nullement changée de couleur; les veines étaient peu dilatées. La compression la plus légère causait au malade des éblouissements, des vertiges et un embarras particulier, sensible surtout au côté droit de la tête et dans l'œil correspondant.

En augmentant et prolongeant la compression, les éblouissements devenaient plus forts, et le malade priait de la suspendre, car il sentait que, plus long-temps continuée, une syncope s'ensuivrait.

Par ce moyen, l'on ne faisait cesser complétement les battements de la tumeur que si l'on exerçait la compression à un pouce et demi au-dessus de la cicatrice de la plaie; au-dessous on n'y parvenait pas. Le pouls, dur et lent, n'offrait aucune intermittence et aucune différence dans l'un et l'autre bras. Depuis l'accident, il n'y avait pas eu d'augmentation dans la force et la fréquence des battements de la tumeur, même lors des divers accès de colère auxquels M. D*** s'était livré. A plusieurs reprises, il y eu des palpitations de cœur, qui ne durèrent que peu de temps.

Continuellement il entendait la nuit un mouvement dans le côté droit du cou, qu'il comparait à l'action prolongée d'un rouet, et duquel résultait, dans certains cas, un soulèvement involontaire de la tête de dessus l'oreiller (1).

## DES ANÉVRISMES SPONTANÉS OU PAR CAUSE ORGANIQUE DE LA RÉGION SUS-CLAVICULAIRE.

Les anévrismes spontanés de la région sus-claviculaire forment sans contredit, par leur fréquence et leur gravité, la partie la plus importante de ma question. Pour en tracer une histoire générale et complète, il me fallait recueillir une masse imposante de faits. Or, si j'ai éprouvé quelque embarras dans cette partie de ma tâche, ce n'est point, assurément, par leur petit nombre, mais bien plutôt par la négligence et le peu de précision avec laquelle la plupart d'entre eux ont été rédigés. Quoi qu'il en soit, je les ai lus tous très attentivement ; j'ai mis de côté ceux dont les détails m'ont paru trop vagues ; j'ai analysé et groupé les autres ; et de là je suis remonté aux considérations générales qui devaient nécessairement dominer mon sujet. Ce travail a été long, pénible, souvent fastidieux ;

(1) *Mémoire de l'Acad. royale de médecine*, t. III, p. 253.

mais parfois aussi il m'a conduit à des résultats inattendus et remplis d'intérêt.

Les anévrismes spontanés peuvent se rencontrer sur tous les troncs de la région sus-claviculaire, savoir : l'artère innominée, les carotides à leur origine et les sous-clavières. Je ne connais pas d'exemple dans lequel on ait vu l'artère vertébrale, ou l'une des autres branches secondaires de cette région, en être affectées.

1° *Fréquence relative des anévrismes dans les divers troncs.* On peut dire, d'une manière générale, que les troncs les plus volumineux en sont aussi le plus souvent le siége. Ainsi, suivant l'ordre de fréquence, viennent, 1° le tronc innominé, 2° la sous-clavière droite et la carotide droite, 3° la sous-clavière gauche, 4° la carotide gauche. Sur vingt-cinq observations, j'ai trouvé le tronc innominé malade onze fois, la sous-clavière six fois, la carotide droite cinq fois, la sous-clavière gauche trois fois, et la carotide gauche une fois.

2° *Fréquence relative des anévrismes dans les diverses parties des troncs artériels.* Les anévrismes du tronc innominé occupent le plus souvent l'une ou l'autre de ses extrémités; on regarde comme fort rares ceux qui sont bornés à sa partie moyenne. Cependant j'en ai recueilli quatre cas : l'un, qui appartient à M. Barth, est déposé dans le muséum d'anatomie pathologique de la Faculté; le second a été présenté par M. Devergie à l'Académie

royale de médecine (1); le troisième a été publié
par M. Wickam (2); le quatrième a été inséré par
M. Whiting dans le Journal médico-chirurgical
d'Edimbourg (3). Quand l'anévrisme siége à l'origine du tronc innominé, il est presque toujours
lié à une dilatation de la crosse de l'aorte; et quand
il en occupe l'extrémité opposée, il est presque
toujours aussi compliqué de la dilatation des artères sous-clavière et carotide. Cependant une observation intéressante, que nous devons à M. Wardrop (4), prouve que cette artère peut être malade
dans toute son étendue sans lésion concomitante,
soit de l'aorte, soit de la carotide ou de la sous-
clavière.

Quant aux artères sous-clavières et carotides
elles-mêmes, elles sont le plus ordinairement affectées vers leur origine; les sous-clavières le sont
quelquefois plus loin et en dehors des muscles
scalènes.

3° *Fréquence relative à celle des anévrismes dans
les autres régions du corps.* Je ne possède pas de
tableau général capable de me donner sur cette
question des résultats positifs. Mais, d'après l'ensemble des faits qui sont à ma connaissance, je
puis affirmer qu'après les anévrismes de l'artère

(1) Voy. *Archives de médecine*, 1835.
(2) *Archives de méd.*, 1841. t. x.
(3) T. xvii, p. 84.
(4) On aneurism, p. 105.

poplitée, ceux de la région sus-claviculaire sont de beaucoup les plus communs.

4° *Fréquence relative aux âges.* Pour procéder convenablement à la recherche des âges les plus exposés aux anévrismes sus-claviculaires, j'ai retranché du nombre total des faits en ma possession tous ceux dans lesquels la maladie a paru remonter à une cause occasionnelle. Or, sur quatorze cas qui me sont restés, j'en ai deux de trente à quarante ans; dix de quarante à soixante, et deux de soixante à soixante-quinze.

5° *Causes occasionnelles.* Elles peuvent être rattachées; soit à des violences extérieures qui ont agi sur la région sternale ou claviculaire, ou sur le moignon de l'épaule, soit à des efforts brusques, violents et répétés.

A la première catégorie appartiennent les faits suivants :

Un malade, observé par M. Laugier, avait reçu un coup de timon de voiture à la partie supérieure droite de la poitrine ; quatre ans après, il s'aperçut de la présence de quelques veines variqueuses au-dessous de la clavicule; à la même époque aussi, il remarqua que cet os était soulevé par une tumeur qui donnait des battements au toucher. C'était un anévrisme de la sous-clavière et du tronc innominé (1).

Un tailleur âgé de trente-un ans, dont M. Lis-

(1) *Bulletin chirurgical,* t. II, p. 82.

ton a recueilli l'observation, fit, en 1838, une
chute dans laquelle l'épaule droite éprouva une
violente distension, le bras correspondant ayant été
porté fortement en arrière; quelque temps après il
lui survint un anévrisme dans la région sus-claviculaire (1).

Une jeune dame de vingt-un ans fit une chute de
cabriolet, dans laquelle elle reçut un choc violent
à l'épaule droite et au thorax; elle conserva une
douleur fixe dans la région contuse, et au bout
d'un an environ, une tumeur pulsative se manifesta au-dessus de la clavicule. M. V. Mott constata
l'existence d'un anévrisme de l'artère sous-clâ-
vière (2).

Un matelot de cinquante-sept ans, travaillant à
bord de son vaisseau, glissa accidentellement, et
tomba sur le bras, l'épaule et la partie postérieure
de la tête du côté droit. Quelques semaines après,
lorsque le gonflement fut complétement dissipé,
M. V. Mott s'aperçut d'un anévrisme au-dessus de
la clavicule.

Parmi les faits de la seconde catégorie, je citerai les suivants :

Un forgeron âgé de trente ans, d'une bonne
santé, s'étant exposé au froid et à l'humidité, fut
pris tout-à-coup d'un vomissement violent, pendant les efforts duquel une tumeur s'éleva soudai-

(1) *Gazette médicale*, 1838, p. 600.
(2) *Gazette médicale*, 1824, p. 119.

nement dans le creux du cou. Quinze jours après
Wardrop y constata une tumeur pulsative : c'était
un anévrisme de l'artère innominée (1).

Un cultivateur âgé de cinquante-un ans fit ap-
peler M. V. Mott, et lui raconta que, trois ans auparavant, en soulevant un fardeau pesant, il avait
ressenti une douleur à la partie supérieure et postérieure du cou, laquelle avait fini par se prolonger
dans l'épaule et le bras du côté droit. Au bout de
quelques mois, cette douleur ayant diminué, le
malade s'aperçut que sa voix devenait rauque;
dix-huit mois plus tard, on commença à s'aperce-
voir de la présence d'une petite tumeur à la partie
supérieure du sternum, mais ce ne fut que plus
tard qu'on y reconnut des pulsations (2).

Un homme âgé de trente ans, d'une constitution
athlétique, et accoutumé à un exercice prolongé et
très fatigant à cheval, s'aperçut, après un violent
accès de toux, de l'existence d'une tumeur molle
et pulsative, de la grosseur d'une noix, derrière
l'articulation sterno-claviculaire (3).

Les causes accidentelles que je viens de signaler,
et dont j'aurais pu facilement multiplier les exemples, ont toutes pris sans doute une part active
au développement de la maladie; mais on aurait tort, je pense, de leur accorder une impor-

(1) On aneurism, p. 140.
(2) The American journal, 1850.
(3) The Lancet, vol, I, nov. 1828.

tance égale dans les deux catégories de cas que j'ai établies. Ainsi dans les faits de la deuxième, on peut se demander si les efforts violents, dont il est fait mention, ont pu réellement suffire pour produire l'anévrisme, et s'il n'est pas plus naturel de croire que, dans ces cas, la maladie existait déjà, cachée dans l'intérieur du thorax, et que la cause occasionnelle n'a fait qu'en hâter la manifestation. Dans les faits de la première catégorie, au contraire, les causes ont agi d'une manière plus évidente. Je pense que, dans ce cas, les chocs portés sur la clavicule et le sternum, ou la distension violente de l'épaule, ont pu se propager jusqu'à l'artère, et y déterminer un état inflammatoire, lequel portant atteinte à la résistance des tuniques du vaisseau, est devenu lui-même plus tard la cause prochaine de l'anévrisme.

6° *Cause prochaine.* Dans les cas où l'autopsie cadavérique a pu faire connaître l'état anatomique des parties, on a reconnu : tantôt un ramollissement des tuniques artérielles, tantôt la présence de concrétions calcaires disséminées sous la tunique interne, et, dans presque tous les cas, l'existence de dilatations fusiformes, cylindroïdes ou cirsoïdes, s'étendant plus ou moins loin de l'orifice du sac anévrismal. Ces altérations sont celles qu'on rencontre dans tous les autres anévrismes; elles n'offrent ici rien de spécial.

7° *Mode de développement.* Le mode de déve-

loppement des anévrismes de la région sus-claviculaire varie beaucoup suivant le siège qu'occupe
la maladie, à son point de départ. En général , on
peut dire que lorsque la tumeur débute par la portion la plus profonde des vaisseaux, elle reste
long-temps cachée, ou bien elle tend à se développer vers les parties profondes et vers les viscères
renfermés dans la cavité du thorax. Ainsi dans une
observation de Whiting (1) accompagnée d'un
excellent dessin, on voit un petit anévrisme développé à la face postérieure du tronc innominé se
porter en arrière vers la trachée-artère et s'y frayer
un passage à travers les cerceaux cartilagineux de ce
conduit. Lorsqu'au contraire la tumeur occupe une
partie du vaisseau placé plus près de la surface du
corps, elle offre un développement plus rapide et
proémine plus promptement à l'extérieur. Ainsi
quand elle siège à l'artère sous-clavière, si c'est en
dehors des muscles scalènes , elle efface et soulève
promptement le creux sus-claviculaire; si c'est en
dedans et plus près de l'origine du vaisseau , elle
proémine tantôt derrière le muscle sterno-mastoïdien , tantôt même à la région antérieure du cou.
Affecte-t-elle le tronc innominé, près de sa terminaison, elle fait saillie au niveau de l'extrémité interne de la clavicule ou de la partie voisine du
sternum. Toutefois, en général, la résistance des

(1) *The Edinburg medical and surgical journal*, tome XVII,
page 81.

os, des muscles et des aponévroses, influe beaucoup sur la position que ces tumeurs tendent à
prendre, et les oblige quelquefois à gagner des
régions où naturellement elles ne se seraient pas
portées. C'est ainsi qu'on voit dans une observation
fort curieuse de Wardrop, un anévrisme du tronc
innominé fournir plusieurs prolongements, dont
l'un remontait le long de la trachée-artère jusqu'au
cartilage cricoïde, l'autre côtoyait la clavicule, et
le troisième enfin, intermédiaire aux deux précé-
dents, se dirigeait en haut et en dehors jusqu'au
bord antérieur du trapèze (1).

8° *Forme.* La forme des anévrismes ne varie pas
moins que leur mode de développement. Quelquefois elle tient à la nature même de l'altération dont
l'artère est le siége. Ainsi, dans un cas appartenant
à M. Jobert, et dessiné dans le magnifique ouvrage
de M. Bourgery, on reconnaît manifestement un
de ces anévrismes que M. Breschet a nommés *cirsoï-*
*des*, parce qu'ils ont l'aspect des veines variqueuses; on voit, à partir de l'aorte jusqu'à l'artère bra-
chiale du côté droit, une série de dilatations plus
ou moins considérables, séparées par des étran-
glements. Les parois artérielles, quoique fortement
dilatées, sont néanmoins hypertrophiées; la tunique moyenne, blanchâtre, offre l'apparence du
tissu fibreux (2).

(1) *Wardrop on aneurism*, p. 105.
(2) *Bourgery*, t. vi, pl. 52.

Mais, le plus souvent, la forme des anévrismes est commandée par la disposition et la résistance des organes voisins. Comme exemple remarquable de ce fait, je citerai la disposition qu'affecte l'anévrisme du tronc brachio-céphalique lorsqu'il s'élève du côté du cou. Alors, en effet, la tumeur, bridée en avant par le sternum et la clavicule, présente au niveau de ces os un étranglement très considérable, et sur l'importance séméïologique duquel j'aurai plus tard l'occasion d'insister.

9° *Volume.* Il varie beaucoup également ; on a vu des anévrismes égaler à peine le volume d'une noix, et d'autres, au contraire, acquérir des dimensions très considérables, comme le prouve l'observation suivante :

« Le 26 septembre de l'année 1760, dit Boucher, de Lille (1), je fus invité par MM. Cointrel, médecin de l'hôpital général de cette ville, et Robert, son chirurgien en chef, d'assister à l'examen du cadavre d'un homme de quarante à quarante-cinq ans, d'une constitution assez délicate, mort dans ledit hôpital, des suites d'un anévrisme de l'artère sous-clavière droite, qu'il portait depuis environ deux ans, et qui s'était accru à un point prodigieux, dans ce court espace de temps. A la vue du cadavre, je reconnus d'abord, par la noirceur et la lividité de la peau recouvrant la tumeur, qu'il y avait immédiatement au-

(1) *Journal de Vandermonde*, année 1761, t. XIV.

dessous de la peau un épanchement qui avait lieu depuis peu de temps, par la rupture du sac anévrismal,
la tumeur ayant été jusqu'alors un anévrisme vrai :
l'on conçoit que cette circonstance a dû accélérer la
mort du sujet. Avant de faire aucune incision, je
mesurai extérieurement l'étendue de la tumeur, qui
recouvrait toute l'épaule et la partie latérale droite
du col ; elle avait vingt pouces de contour, depuis
la côte supérieure de l'omoplate, qui lui servait de
base en arrière, jusqu'à la partie supérieure de la
poitrine, où elle se terminait en devant, vers la troisième vraie côte : la peau qui recouvrait cette tumeur
antérieurement était sphacélée dans l'étendue d'environ la paume de la main. Il y avait une infiltration considérable dans tout le bras, l'avant-bras et
la main de ce côté. Nous observâmes une autre
circonstance fort étrange, une luxation singulière
de toute l'épaule, qui avait été amenée insensible-
ment par l'impulsion du sang dans le sac anévrismal ; c'est-à-dire que la clavicule se trouvait abso-
lument luxée par son bout interne, et éloignée du
sternum de plusieurs travers de doigt ; et il en était
de même de l'omoplate, qui était écarté de quelques travers de doigt de ses attaches naturelles au
tronc, de sorte que les muscles par lesquels cet os
est fixé sur la partie postérieure des côtes, se trou-
vaient considérablement allongés. Ainsi l'on conçoit que l'extrémité supérieure de ce côté se trouvait fort éloignée des points d'appui qui la fixent

au haut du tronc; il n'y avait néanmoins aucun dérangement dans l'articulation de la clavicule avec l'omoplate, ni dans celle de ces deux os avec l'humérus.

Nous fîmes sortir par une grande incision tout le liquide renfermé dans la tumeur; ce n'était pour la plus grande partie qu'un sang fluide et appauvri : il s'y trouvait néanmoins de gros caillots, attachés en partie aux parois du sac anévrismal, et en partie au tissu cellulaire ou à la membrane adipeuse commune, dans les endroits où le sac ouvert avait donné issue au sang : ces caillots ayant été enlevés, je commençai par mesurer l'étendue du fond de la tumeur, qui se trouvait pour lors tout-à-fait à découvert : je tirai une ligne, depuis la côte supérieure de l'omoplate, qui, descendant par le centre de l'aisselle, venait se terminer au haut de la poitrine, vers la troisième côte, au point où aboutissait celle par laquelle j'avais mesuré le contour extérieur de la tumeur; l'étendue de cette ligne était de dix à douze pouces : en joignant cette mesure à celle de vingt pouces ou environ, observée dans le contour extérieur, il se trouve que la tumeur anévrismale avait deux pieds et demi géométriques de circonférence. Quel prodigieux effet de l'impulsion du sang, relativement au déplacement de l'épaule qui en a résulté! »

10° *Rapports des anévrismes sus-claviculaires avec les parties environnantes; effets produits sur ces dernières par la pression du sac anévrismal*. Les anévrismes de la région sus-claviculaire étant retenus par des os, bridés par des muscles et des aponévroses, il est facile de prévoir que leurs progrès doivent être lents et pénibles, et que la force excentrique présidant à leur développement doit exercer une fâcheuse pression sur les parties qui les avoisinent. Aussi voit-on ces anévrismes, toutes choses égales d'ailleurs, déterminer des altérations plus graves que les anévrismes de la plupart des autres régions.

1 *Os*. Plus mobile que les autres, la clavicule est quelquefois repoussée en avant, et même comme luxée dans son articulation sternale ; très rarement elle est usée et détruite. Mais il n'en est pas de même du sternum, des vertèbres et des côtes, qui sont invariablement fixés dans leur position. Le sternum est quelquefois érodé, ainsi que les vertèbres voisines et la première côte. Dans une observation de Dupuytren (1), cette dernière était en grande partie détruite. Sur le dessin fidèle de la tumeur, qui m'a été communiqué par mon excellent ami. M. le docteur Monod, les débris de cet os paraissent à nu et saillants dans la poche anévrismale. Cependant au lieu d'user la première côte, la tumeur peut, en se glissant de dehors en dedans, pénétrer entre elle et la seconde, et venir proéminer dans

(1) *Leçons orales*, t. III, p. 156.

la cavité du thorax; on en voit un exemple dans l'observation publiée par le docteur Seutin (1).

2º *Muscles*. Presque toujours ils sont distendus, aplatis et confondus avec les parois du sac.

3º *Nerfs*. Ils sont également comprimés et même englobés par la tumeur. Ces nerfs sont, dans l'ordre de fréquence, le pneumo-gastrique, le récurrent et le plexus brachial. Quant au nerf phrénique, il est protégé par le muscle scalène antérieur, et paraît avoir, même dans des cas extrêmes, échappé aux effets de la compression.

4º *Artères*. Les plus voisines de la tumeur peuvent être comprimées par elle, et même complétement oblitérées. Ainsi dans une observation de Makelcan, publiée avec un dessin par M. Wardrop, on voit l'anévrisme naissant de la face antérieure du tronc innominé remonter au-devant du cou, comprimer et oblitérer l'artère carotide placée derrière lui. De même dans l'observation de M. Laugier (2), il est dit que la tumeur formée par le tronc innominé et la sous-clavière droite couvrait en arrière l'artère carotide, qui se trouvait comprimée par elle, et complétement oblitérée dans l'étendue d'un pouce.

Il serait bien intéressant de connaître dans ses plus grands détails un phénomène aussi important par les changements qu'il détermine, soit dans la

(1) *Bulletin médical belge*, septembre, 1854

(2) *Bul. chir.*, t. II, p. 86.

circulation générale, soit dans le cours du sang à
travers le sac anévrismal. Il ne serait pas moins
important de connaître l'état anatomique des artères secondaires qui prennent naissance dans le
voisinage du sac, ou même à sa surface. Dans un
excellent travail sur ce sujet (1), M. Bérard aîné a
établi que, lorsque des artères s'élèvent du sac anévrismal, elles ne conservent point avec le tronc
principal les mêmes rapports qu'elles avaient auparavant ; séparées des tuniques interne et moyenne,
elles ne tiennent plus au tronc principal que par
la membrane celluleuse, et elles sont oblitérées. Mais
il n'en est pas ainsi, et M. Bérard l'a reconnu lui-
même, lorsque l'artère implantée sur le sac est très
voisine de l'ouverture de communication entre le
vaisseau et la tumeur anévrismatique ; de même
aussi, la simple dilatation qu'on observe souvent
dans le voisinage de la crevasse n'entraîne par
l'obstruction des branches qui prennent leur origine sur ce point. Dans l'observation de M. Laugier, bien qu'il y eût anévrisme au tronc innominé et à la sous-clavière droite, toutes les branches de celles-ci étaient restées perméables au sang.

5° *Veines*. Quelquefois déplacées et entraînées
avec la tumeur, elles peuvent être plus ou moins
comprimées par elle. Dans l'observation déjà plusieurs fois citée de M. Laugier, l'anévrisme avait

(1) *Arch.*, t. XXIII, p. 562.

presque oblitéré la veine sous-clavière gauche placée
au-devant de lui. La partie supérieure droite du
thorax était sillonnée de grosses veines superficielles,
établissant une circulation veineuse supplémen-
taire entre des rameaux sus-claviculaires et des branches intercostales supérieures. On conçoit cependant que cette dilatation des veines collatérales à la
suite de la compression de leur tronc d'origine doive
être un fait rare, à cause du grand nombre des voies
anastomotiques au moyen desquelles les veines en
général peuvent se suppléer réciproquement. Aussi
n'en est-il fait mention dans aucune des autres
observations qui sont à ma connaissance.

6° *Viscères*. Il est peu d'anévrismes, si l'on excepte toutefois ceux de l'aorte, qui troublent à la
fois un plus grand nombre d'organes que ceux de
la région sus-claviculaire.

La trachée-artère est fréquemment déplacée et
déformée, et nous avons cité un fait de M. Whiting dans lequel les cerceaux cartilagineux de ce
conduit avaient été érodés et détruits par un anévrisme du tronc brachio-céphalique. Les bronches
à leur origine peuvent être le siége de semblables
altérations. La plèvre s'épaissit et contracte des
adhérences avec la surface contiguë du poumon.
Il y a plus, dans une observation curieuse de
M. le docteur Néret, médecin de l'hôpital de
Nancy (1), le sommet du poumon gauche était

(1) *Archiv.*, 1858, t. v.

envahi par un anévrisme de la sous-clavière du même côté ; la paroi inférieure de la poche ané-vrismale était détruite, et les bords de l'ouverture adhéraient intimement avec le pourtour d'une large excavation creusée dans le parenchyme pul-monaire.

Dans tous les faits que j'ai pu recueillir, l'œso-phage était rarement altéré ; ce que l'on conçoit, puisqu'il était protégé par la trachée-artère, à droite surtout, où précisément les anévrismes se ren-contrent le plus souvent. Dans un seul cas, il était adhérent au sac anévrismal, et présentait une ul-cération de peu d'étendue.

7° *Altérations concomitantes.* L'aorte, à son ori-gine, est fréquemment dilatée ; on y rencontre des plaques crétacées ; sa tunique interne est épaissie et friable ; les valvules aortiques sont altérées, et le cœur hypertrophié ; enfin, il peut exister simulta nément des anévrismes dans les deux régions sus-claviculaires. Sur le cadavre d'un homme affecté d'anévrisme de la sous-clavière gauche, M. Alison trouva en même temps un petit anévrisme à l'ori-gine de la sous-clavière droite.

Je regrette vivement que les détails des faits que j'ai réunis ne m'aient pas permis d'établir sur des données positives l'état anatomique des tuniques artérielles au-delà de la tumeur, c'est-à-dire du côté des capillaires, question d'une haute portée, pour l'appréciation de la méthode de Brasdor. Dans quelques cas il est dit seulement que le vaisseau était dilaté dans une plus ou moins grande étendue. Il est à désirer que des recherches ultérieures puissent combler cette lacune.

8° *Symptômes et diagnotic.* Pour n'omettre aucun des nombreux détails que cette partie de ma question renferme, je passerai successivement en revue les cas où la tumeur est encore renfermée dans la partie supérieure du thorax, et ceux où, dépassant les limites de cette cavité, elle forme à l'extérieur une saillie plus ou moins considérable.

A. *Symptômes et diagnostic des anévrismes encore renfermés dans la cavité du thorax.* Deux ordres de symptômes peuvent annoncer la présence de ces tumeurs : les uns, physiologiques, se déduisent des troubles fonctionnels qu'elles déterminent ; les autres, purement physiques, sont fournis par l'auscultation et la percussion.

1° *Signes physiologiques.* a'. Assez souvent les malades accusent de l'enrouement, une toux sèche ou accompagnée de mucosités spumeuses, de la dyspnée, du sifflement pendant le passage de l'air dans la trachée-artère. Ces symptômes, dus à la compression que la tumeur exerce sur le conduit aérien ou ses branches, ont pu simuler quelquefois l'existence d'une maladie des poumons ; mais, dans ce cas, l'examen attentif de ces organes fera cesser toute incertitude.

b'. Quelques malades accusent des douleurs

vagues dans la poitrine, dans le cou, le côté correspondant de la tête, et dans le membre supérieur. Ces symptômes, qui dépendent de la pression exercée sur les nerfs, en ont imposé plus d'une fois pour des douleurs rhumatismales ou névralgiques.

*c'.* Dans d'autres cas, on a signalé de l'affaiblissement dans les pulsations de l'une des carotides, ou de l'une des radiales. Ce phénomène est très important à noter, parce qu'il annonce, soit une compression exercée sur ces vaisseaux par l'anévrisme, soit un obstacle au cours du sang développé dans leur intérieur, et qu'en outre il peut donner des indications sur le siége précis de la maladie.

*d'.* Chez quelques malades il se manifeste un gonflement dans les veines du cou, un développement anormal des veinules placées au-devant du sternum. Cette circonstance, indiquant dans la circulation veineuse une gêne due à la compression exercée par la tumeur sur les gros troncs veineux intra-thoraciques, a été, dans le cas observé par M. Laugier, le premier symptôme appréciable de l'existence de la maladie.

Les troubles fonctionnels que je viens de signaler, malgré l'intérêt qu'ils présentent, ne peuvent cependant indiquer autre chose que l'existence d'un obstacle accidentel; mais ils n'en précisent ni le siége ni la nature. On les retrouve dans des cas de tumeurs solides ou de kystes développés dans le tissu cellulaire du médiastin antérieur ; mais, joints à d'autres signes dont nous allons nous occuper, ils peuvent être d'un grand secours pour éclairer le diagnostic.

2° *Signes physiques*. Ils sont fournis par la percussion et l'auscultation.

*a'. Percussion.* Les travaux récents de M. le professeur Piorry sur la plessimétrie des gros vaisseaux qui partent de la base du cœur, peuvent fournir ici des données importantes (1).

Pendant la vie, et dans l'état de santé, l'artère pulmonaire et l'aorte étant pleines, donnent lieu à *une obscurité de son*, et le doigt ne sent alors qu'une *très faible résistance*. La matité est évidente, surtout si on la compare au bruit que donne la partie des poumons placée près des gros vaisseaux ; elle est à peine appréciable, si on la rapproche de celle que le cœur fournit. Entourés qu'ils sont par les poumons, les gros vaisseaux conservent quelque chose de la sonoréité propre à ces organes ; cependant il est très facile de distinguer à travers les parois thoraciques les points où l'aorte et l'artère pulmonaire se trouvent placées, et ceux où les poumons seuls sont situés derrière le doigt. Pour procéder méthodiquement à la plessimétrie, il faut d'abord rechercher s'il existe dans les poumons,

(1) *Arch.*, 1840, t. IX.

les plèvres ou les viscères abdominaux, des ulcérations capables d'apporter quelque changement
dans la position du cœur ou des gros vaisseaux.
Cette précaution étant prise, il convient d'examiner successivement le volume du cœur et
celui des vaisseaux contenus dans le médiastin. En percutant avec attention et itérative-
ment sur la région occupée par ces organes, on
peut parvenir à limiter exactement les dimensions
de la crosse de l'aorte. Toutefois, il faut des sens
bien exercés pour distinguer ainsi les nuances de
*son* et de *résistance* des parois thoraciques fournies
par la plessimétrie. Lorsque l'aorte est dans l'état
sain, j'avoue que dans les expériences auxquelles
je me suis livré à cet égard sur le cadavre et sur
le vivant, je n'ai pas toujours réussi à constater
d'une manière certaine les résultats obtenus par
M. le professeur Piorry; mais si l'aorte ascendante,
et les grosses branches qu'elles fournit, sont affectées d'artériectasie, la plessimétrie doit être d'une
application plus facile, et les résultats beaucoup
plus certains. Toutefois, je dois le dire, la matité,
dans ces cas, ne prouve autre chose que l'existence
d'un corps solide et anormal placé derrière la partie supérieure du sternum, et ce corps peut être
tout aussi bien une tumeur étrangère aux organes
de la circulation qu'un anévrisme. Les données de
la plessimétrie ont donc besoin d'être complétées
par d'autres éléments de diagnostic.

*b'. Auscultation.* L'auscultation fait entendre tan
tôt, comme dans les anévrismes ordinaires, un *bruit
simple* plus ou moins analogue à un bruit de souffle, résultant du passage du sang à travers la crevasse du vaisseau, tantôt un *bruit double*, qui n'est
que la répétition du double bruit du cœur.

En général, le bruit est *simple* quand l'anévrisme
est formé, soit par le tronc brachio-céphalique
ou la sous-clavière, soit par l'une où l'autre des
carotides ; il est *double*, au contraire, quand il a
pour siége la crosse de l'aorte : alors on perçoit un
*double battement*, un *véritable tic-tac* en tout semblable à celui du cœur ; seulement il est plus fort.

Ce fait domine ici tous les autres résultats de
l'auscultation, et il est précieux pour le diagnostic ;
mais malheureusement il souffre des exceptions ;
ainsi, il est des anévrismes de la crosse de l'aorte
qui ne font entendre qu'un seul bruit, et dans ces
derniers temps, Henderson (1) a cherché à préciser les conditions anatomo-pathologiques de leur
existence, tandis qu'au contraire il est des anévrismes siégeant sur les vaisseaux auxquels elle
donne naissance, qui présentent manifestement
le double bruit du cœur : tel était un anévrisme
brachio-céphalique observé par M. Bérard jeune(2).

Que les bruits soient simples ou doubles, s'ils

(1) *Gazette méd.*, 1856, p. 576.
(2) *Bulletin de la Société anat.*, p. 215.

ont pour cause un anévrisme du tronc branchio-
céphalique ou de l'une des carotides, ils sont plus
superficiels et moins intenses que dans l'anévrisme
de la crosse de l'aorte.

La conclusion qui ressort de cet examen, c'est
que l'auscultation, tout en fournissant des données
utiles au diagnostic des anévrismes dont je m'occupe, reste cependant impuissante pour préciser
le vaisseau qui en est le siége. Cette insuffisance
est d'autant plus fâcheuse, que les anévrismes de
la crosse de l'aorte, remontant quelquefois au-
dessus du sternum et venant occuper la position
qu'affectent les anévrismes de ses branches, il im-
porterait beaucoup d'avoir un moyen certain de
pouvoir les distinguer.

B. *Symptômes et diagnostic des anévrismes sus-
claviculaires, quand ils font saillie à l'extérieur.*
Quelquefois précédée par les symptômes que je
viens de décrire, l'apparition de la tumeur s'opère le
plus souvent sans dérangement appréciable dans
la santé. Tantôt elle se manifeste sans cause connue; mais souvent aussi les malades en rapportent
l'origine à l'une des causes occasionnelles déjà
mentionnées, et ils disent que la tumeur est survenue presque subitement. Des douleurs, et même
des phénomènes inflammatoires en ont plus d'une
fois signalé la première manifestation.

Quoi qu'il en soit de ces différences, l'anévrisme
une fois apparent au dehors, fait d'assez rapides

progrès, et se présente bientôt sous la forme d'une tumeur d'abord globuleuse ou demi-ovoïde, devenant ensuite moins régulière à mesure qu'elle s'accroît. Son siége primitif est derrière l'extrémité interne de la clavicule, d'où ensuite elle s'élève en se portant, soit en avant du cou, soit au-dessous, vers la clavicule; rarement elle est placée plus en dehors, rarement elle soulève dès le début le creux sus-claviculaire. La saillie qu'elle forme est exactement circonscrite; mais sa base est cachée derrière les os, et ne peut être cernée par le toucher; presque toujours elle est indolente, immobile, assez ferme, bien que douée d'une certaine élasticité; et la peau qui la recouvre n'a pas changé de couleur: si on la presse légèrement avec le doigt, celui-ci est soulevé par des pulsations isochrones aux battements du cœur; mais si on l'embrasse avec la main, ou si on la presse sur deux côtés opposés, les doigts sont écartés par un mouvement alternatif d'expansion et de resserrement, également isochrone aux battements du cœur. Ces battements deviennent ordinairement plus sensibles, lorsqu'on comprime, entre elle et les capillaires, le tronc artériel supposé malade. Dans les observations que j'ai pu rassembler, où les résultats de l'auscultation ont été notés avec soin (et c'est le plus petit nombre), on a signalé le plus souvent de simples battements, quelquefois du bruit de souffle, et presque jamais les deux bruits du cœur; quant à l'état du pouls, il a été indiqué, surtout aux artères radiales; celui des carotides a été souvent négligé. En général, si la sous-clavière seule est malade, le pouls radial seul est plus faible de ce côté; si c'est le tronc innominé, il en est de même; mais dans ce dernier cas, les pulsations de la carotide du côté malade, à part de rares exceptions, restent à peu près égales à celles du côté opposé.

A ces phénomènes locaux se joignent assez souvent de la douleur, de la faiblesse, et de l'œdème dans le bras, de l'hémicrânie, de la gêne dans la déglutition et la respiration.

Cet ensemble de symptômes laisse rarement des doutes sur la nature de la maladie; cependant, comme dans la région sus-claviculaire il peut se développer des tumeurs de nature diverse et avec lesquelles les anévrismes ne sauraient être confondus sans de graves dangers, on ne saurait se livrer à un examen trop approfondi pour bien établir le diagnostic.

1° Les ganglions lymphatiques profonds de cette région peuvent devenir le siége de dépôts tuberculeux, d'engorgements chroniques, d'abcès froids; et s'ils sont placés sur le trajet des gros vaisseaux du cou et très rapprochés d'eux, ils peuvent offrir des pulsations plus ou moins marquées. Il est quelquefois difficile au premier abord de caractériser les tumeurs de ce genre : on y parvient en considérant la marche de leur développement, leur forme ovoïde et souvent bosselée, leur mobilité et la possibilité d'y faire cesser les battements en les déplaçant et les éloignant de l'artère.

2° Il se forme quelquefois derrière l'extrémité interne de la clavicule et derrière le muscle sterno-mastoïdien, dans le tissu cellulaire filamenteux, placé entre ces parties et l'aponévrose cervicale moyenne, des tumeurs sur la nature desquelles il est difficile de se prononcer. MM. les professeurs Marjolin et Blandin y ont rencontré des kystes séreux ; j'y ai ouvert en 1838 un abcès froid chez une jeune femme affectée en même temps de tumeur blanche au pied, et, en 1841, M. le docteur Monod y a pratiqué l'ablation d'un lipome.

Les tumeurs de ce genre sont d'abord cachées par le muscle sterno-mastoïdien ; puis, à mesure qu'elles font des progrès, elles viennent proéminer, soit au côté interne de ce muscle et dans la fossette du cou, soit vers son bord externe ; dans tous les cas, elles occupent la région où se manifestent, à leur début, la plupart des anévrismes sus-claviculaires. Si l'on joint à cette circonstance la lenteur de leur développement, leur forme globuleuse, les pulsations qu'elles peuvent même recevoir des gros vaisseaux placés dans leur voisinage, on concevra tout ce que leur diagnostic peut offrir d'embarrassant.

S'agit-il d'un kyste ? on le reconnaîtra à sa résistance élastique, à la possibilité de le déplacer plus ou moins, à l'impossibilité de diminuer par une pression prolongée la tension de ses parois.

Est-ce un abcès froid ? on le reconnaîtra, toutefois lorsqu'il devient superficiel, à ce que la peau qui le recouvre ne tarde pas à s'amincir et à rougir un peu à sa partieculminante et à la dou-leur sourde qu'il présente dans quelques unes des phases de son développement.

Quant au lipome observé, l'année dernière, par M. Monod, il offrait une fluctuation apparente qui l'avait fait regarder d'abord comme un kyste par cet habile chirurgien. Mais pouvait-on le prendre pour un anévrisme? Il n'en avait aucun des caractères : et l'on peut dire, en général, que les tumeurs de cette espèce ont une mollesse et une élasticité qui ne permettent pas de les confondre avec un anévrisme.

3° Des varices ampulliformes de la veine jugulaire, ou même de la sous-clavière, pourraient présenter des pulsations et simuler un anévrisme. Cline racontait dans ses cours l'histoire d'une femme qui portait une large tumeur pulsative au cou, laquelle finit par s'ulcérer et causer une hémorrhagie mortelle. La veine jugulaire interne formait un sac offrant à sa partie postérieure un sillon qui logeait l'artère carotide (1).

Dans les cas de ce genre, la mollesse de la tumeur et sa disparition pendant une inspiration

(1) *Sam. Cowper*, t. ii, p. 59.

profonde 'suffiraient, je 'pense, pour éviter toute erreur.

4. Des abcès froids du médiastin antérieur s'élèvent quelquefois derrière le sternum, et viennent proéminer au cou, dans le lieu où siègent communément des anévrismes sus-claviculaires. Lamartinière en rapporte deux exemples dans son Mémoire sur la trépanation du sternum (1). S'il pouvait exister de la difficulté pour les reconnaître, on s'aiderait de l'étude des commémoratifs, et la rougeur survenant bientôt aux téguments finirait par dissiper toute incertitude.

5° Il n'est pas rare de voir se développer, dans le corps thyroïde, des kystes à parois épaisses et tapissées par une membrane d'apparence villeuse et très vasculaire ; ces tumeurs, lorsqu'elles naissent sur une des parties latérales de ce corps, viennent se placer au-devant de l'artère carotide, qui leur communique ses pulsations. Si l'on plonge un trois-quarts dans ces tumeurs, il s'en échappe d'abord un liquide plus ou moins rougeâtre, brunâtre, et comme sanieux ; puis, à mesure que la cavité se vide, un liquide séro-sanguinolent, et enfin du sang artériel presque pur. Une circonstance bien propre à accroître l'incertitude du diagnostic, c'est que ces tumeurs une fois vidées, les pulsations semblent y devenir plus manifestes qu'auparavant. J'ai entendu Dupuytren signaler ces tumeurs, et

(1) *Mem. de Lacesde de chir.*, in-4, p. 545.

en 1824 j'ai recueilli à la clinique de ce professeur, l'observation d'une jeune femme présentant une tumeur de ce genre. Dupuytren laissa peu dant quelques jours la canule du trois-quarts dans la cavité du kyste, ayant soin d'en tenir l'orifice bouché à l'aide d'un petit fosset de bois. L'intérieur du kyste s'enflamma, et le sang, qui dans les premiers jours sortait pur et vermeil quand on débouchait la canule, fut remplacé par une matière sanieuse d'abord, et enfin par du pus. Dupuytren enleva la canule, et passa un séton à travers la poche, qui s'oblitéra peu à peu.

J'ai entendu, il y a peu de temps, M. le professeur Marjolin raconter un fait offrant quelque analogie avec le précédent. Une femme portait, il y a dix-huit mois environ, une tumeur au col, qu'un chirurgien habile avait pensé être un goître et qu'il se proposait de traiter avec le séton ; une ponction exploratrice ayant été pratiquée, il s'en écoula d'abord une matière semblable à du sang corrompu, puis du sang pur ; le chirurgien n'osa point réaliser son projet et demanda une consultation. La tumeur occupait le côté gauche du cou, s'étendait en bas jusqu'à la clavicule et refoulait en arrière l'artère carotide ; elle offrait des battements que l'on rendait plus sensibles en comprimant l'artère carotide au-dessus d'elle. Les consultants conservèrent des doutes sur sa nature ; depuis lors elle est restée stationnaire, et la malade n'y a plus fait aucun traitement. Je suis porté à croire que dans ce cas, comme dans le précédent, il s'agissait d'un kyste développé dans le corps thyroïde; mais on peut voir par ce dernier fait jusqu'à quel point le diagnostic peut être embarrassant. Un moyen qu'on pourrait, je pense, employer dans ces cas douteux, consiste à saisir et à fixer la tumeur pendant qu'on engage la malade à exécuter des mouvements de déglutition; si la tumeur appartient au corps thyroïde, elle doit participer aux mouvements d'élévation et d'abaissement du larynx; si elle lui est étrangère, elle doit conserver son immobilité.

S'il est possible d'observer dans la région susclaviculaire des tumeurs capables de revêtir quelques uns des caractères propres aux anévrismes, il peut également s'y rencontrer des anévrismes dont les pulsations deviennent obscures ou nulles et que l'on pourrait confondre avec des tumeurs étrangères au système artériel. Cette circonstance a lieu, comme on sait, dans les anévrismes anciens dont le sac s'est épaissi et condensé par l'accumulation lente et successive de couches fibrineuses dans son intérieur; dans ces cas, le diagnostic peut être très insidieux, et des erreurs funestes ont été commises par des praticiens très habiles. Guattani, qui avait observé des faits de ce genre ( un entre autres à la région du cou ), conseille l'emploi d'une aiguille trois-quarts, comme le seul moyen de dissiper tous les doutes : « Ad tumoris equidem

perficiendam punctionem Acum adhibere poteram
Barbettianam, ut fieri solet, quotiescumque ex-
ploranda est naturah umoris in tumore contenti,
potissimeque si adsit suspicio aneurismatis, in
quo desit pulsatio, quæ sanè omnium certissimum
illius indicium constituit ; atque ut ad convincen-
dum medicum quemdam curantem, qui ejusmodi
aneurisma anteriorem occupans colli sedem pro
purulento habebat abscessu, ego aliàs jam feceram,
absque eo quòd ullum a tali punctione incommo-
dùm oriretur (1). »

Une autre circonstance fâcheuse et bien capable
d'induire en erreur, est la formation d'une collection purulente entre la peau et un anévrisme avec
érosion du sac anévrismal, comme je l'ai observé
en 1826, sur un anévrisme de la crosse de l'aorte,
présenté à la Société anatomique par M. Dubourg.
Il en est de même aussi de la formation d'un abcès
au voisinage d'une artère avec ramollissement et
ulcération des tuniques de ce vaisseau. Dans les notes
savantes ajoutées par M. Breschet à la traduction de
l'ouvrage d'Hogson, on trouve une observation qui
me paraît devoir être rapportée à un cas de ce genre.
Une jeune fille, à la suite d'une fièvre typhoïde,
fut successivement affectée pendant sa convales-
cence de trois abcès, qui parurent l'un à la nuque,
l'autre au milieu du dos et le troisième sur la face
postérieure du sacrum. Plus tard, une tumeur se

(1) *Scriptores de aneurismatibus*, p. 152.

développa à la partie antérieure et supérieure du thorax jusque sur le côté gauche du cou ; elle s'étendait, de bas en haut, du sternum à l'apophyse mastoïde, suivant la direction du muscle sterno-mastoïdien ; elle représentait un cône dont la base un peu aplatie avait environ un pouce et demi de largeur ; elle était fluctuante, sans changement de couleur à la peau ni augmentation de chaleur, ne diminuant point par la pression, ne causant pas non plus de douleur marquée et ne présentant aucun battement. D'après ces symptômes et les trois abcès qui s'étaient déjà montrés, on ne douta pas que ce ne fût un quatrième apostème. Un bistouri fut plongé dans la tumeur ; il s'échappa aussitôt un jet de sang noir dont la force diminua successivement jusqu'à l'entière évacuation du fluide contenu dans le foyer. Nul accident ne survint d'abord ; mais, pendant la nuit, le sang sortit par la plaie et imbiba les pièces de l'appareil ; le foyer s'était reproduit ; aucune pulsation ne s'y faisait remarquer. Cependant la tumeur alla toujours en augmentant ; les pulsations y devinrent manifestes ; les forces déclinèrent, et quelques jours après la malade succomba. A l'examen du cadavre, on trouva que le foyer prenait naissance dans le médiastin antérieur et sur la courbure de crosse de l'aorte, tout près du tronc brachio-céphalique. En cet endroit, l'aorte, dont le calibre était normal, présentait une ouverture régulière, ayant une ligne et demie de longueur, sur une ligne de largeur ; l'intérieur du foyer ne contenait point de ces couches concentriques qui tapissent ordinairement là cavité des poches anévrismales.

En 1841, M. Liston, qui exerce avec éclat la chirurgie à Londres, a été accusé d'avoir ouvert un anévrisme de l'artère carotide qu'il aurait pris pour un abcès ; mais les détails récents publiés par ce praticien établissent qu'il s'agissait bien dans ce cas, comme dans le précédent, d'un véritable abcès développé autour de l'artère carotide, dont les parois avaient été ramollies et érodées. Voici, du reste, la communication faite par ce chirurgien à la Société royale de médecine et de chirurgie de Londres (1).

« L'attention de l'auteur s'est portée dans ces derniers temps sur la communication des gros vaisseaux sanguins, avec la cavité des abcès, après avoir rencontré dernièrement un cas remarquable, dans lequel l'artère carotide primitive s'ouvrait dans un large abcès du cou.

J. A., âgé de neuf ans, eut, il y a six ans, une maladie sérieuse par laquelle il a été beaucoup affaibli. Il y a deux mois qu'il a été atteint d'un rhume avec fièvre, et une tuméfaction légère s'observa sous l'oreille droite. Cette tuméfaction s'accrut lentement jusqu'aux derniers jours qui ont pré-

(1) The Lancet March. 1842.

cédé son entrée à North-London-Hospital, le 20 oc-
tobre, lorsque la marche de l'affection était devenue plus rapide et plus irrégulière. A cette époque,
on observait une tumeur s'étendant en arrière, depuis l'angle de la mâchoire jusqu'à un pouce de la
clavicule, et au-delà du bord postérieur du muscle sterno-mastoïdien qu'elle soulevait; et en avant,
jusqu'à la mi-distance de l'angle de la mâchoire au
menton : de plus, la tumeur proéminait dans la
bouche, entre les piliers du voile du palais, et gê-
nait beaucoup la déglutition et la respiration. Une
fluctuation peu distincte pouvait être perçue dans
la tumeur, et l'on sentait des battements faibles
sur le trajet de la carotide; mais en saisissant la
circonférence de la tumeur, et l'examinant par la
bouche, on ne retrouvait plus ces battements.
Une petite ponction fut faite au sein de la tumeur,
avec l'intention de donner issue à du pus, mais un
jet de sang artériel sortit en même temps que le
bistouri, et en quelques secondes quatre onces s'en
étaient écoulées. L'ouverture fut facilement fermée par la suture entortillée, et l'écoulement de
sang fut arrêté. M. Liston se détermina à lier la carotide le lendemain. Pendant la nuit suivante, il
ne se produisit pas d'hémorrhagie, mais la tumeur
était tendue, et fut recouverte de compresses ré-
solutives.

L'opération fut commencée par une incision
d'à peu près un pouce et demi, transversalement

au-dessus de l'extrémité sternale de la clavicule,
et une autre fut dirigée en haut à angle droit avec
la première, suivant le trajet de la trachée. Le lambeau triangulaire qui en résulta fut porté en haut et
en dehors. L'insertion sternale du muscle sterno-
mastoïdien était à découvert, et fut tranchée complétement. Les muscles sterno-hyoïdien et sterno-
thyroïdien furent aussi mis à découvert et divisés.
Enfin la carotide devint apparente et fut liée à peu
de distance de son origine. La difficulté de l'opération n'eut pas d'autre cause que le peu d'étendue obligée de l'incision-extérieure : la tumeur des-
cendait si bas dans le cou, qu'il était impossible de
se donner assez d'espace en prolongeant en haut
l'incision; et l'artère, très éloignée des téguments,
fut saisie au fond d'une excavation étroite. Le
lambeau, remis en place, fut maintenu par un em-
plâtre gommé. L'enfant ne se plaignit presque pas
après l'opération ; le gonflement devint moins volumineux et plus dur, et les mouvements de la mâchoire, qui auparavant étaient très restreints, devinrent plus faciles et moins douloureux; la pupille
de l'œil droit, qui était coarctée et peu sensible à
la lumière, remplissait ses fonctions plus régu-
lièrement. Le malade dormit bien la nuit qui sui-
vit le jour de l'opération. Les aiguilles et les fils
employés pour les sutures furent enlevés le 25,
et remplacés par des bandelettes agglutinatives.

Le 28 du sang grumeleux s'échappa par l'ouver-

ture de la tumeur; le malade était gai et content.
Les choses se passèrent heureusement, la tumeur
diminua de volume jusqu'à l'après-midi du 3 novembre; mais alors, quoique la ligature restât
bien ferme, on vit saillir du sein de la plaie, vers
la partie antérieure du cou, un flot de sang. Cette
hémorrhagie fut momentanément arrêtée par le
tamponnement avec une grande quantité de char-
pie, mais la perte du sang avait été considérable.
L'hémorrhagie se renouvela six autres fois, et le
malade tomba dans un état de collapsus quarante-
huit heures après la première hémorrhagie. A l'autopsie cadavérique, on vit que la ligature avait été
posée très près du point d'origine de la carotide,
et qu'elle n'avait pas encore complété la section
du vaisseau. Il ne s'était pas encore organisé de
caillot, à moins que l'on ne suppose que celui qui
s'était formé avait été expulsé par le sang. L'aspect
de la tumeur, à l'extérieur comme à l'intérieur,
est décrit par l'auteur avec un soin extrême, ainsi
que les rapports des vaisseaux avec la poche, et
surtout ceux de l'artère carotide avec ce foyer. Il
est impossible d'en rendre compte dans un extrait
comme celui-ci. Mais il nous suffira de dire que
l'auteur se sent autorisé à conclure, de l'examen

abcès chronique de cause scrofuleuse, et que l'ouverture de l'artère a été le résultat d'un travail ulcératif extérieur. Les pièces ainsi prépa-

rées, ainsi que deux dessins pris dans leur état de première dissection, ont été mis sous les yeux de l'assemblée. L'auteur rapporte, pour appuyer sa manière de voir sur ce cas, les détails de trois autres exemples analogues, choisis dans sa pratique et celle d'autres chirurgiens, dans laquelle des artères volumineuses situées au voisinage d'abcès ont été ouvertes par ulcération. »

Lorsque, par tous les moyens de comparaison que je viens d'exposer, on est parvenu à établir qu'une tumeur de la région sus-claviculaire était un anévrisme, il reste encore, pour compléter le diagnostic, à déterminer sur quel vaisseau cet anévrisme s'est développé. Pour résoudre cet important problème, je vais d'abord chercher à distinguer les anévrismes de l'aorte de ceux de ces branches ; puis je m'occuperai du diagnostic différentiel des anévrismes de ces branches elles-mêmes.

1° En général, lorsqu'un anévrisme naît de la courbure de l'aorte, son apparition à l'extérieur a été précédée, pendant plus ou moins long-temps, des lésions fonctionnelles déterminées par les anévrismes intra-thoraciques, et la tumeur s'est manifestée au-dessus de la partie moyenne du sternum ; mais il est des cas, observés par Burns et Hodgson, où la tumeur s'avançait en dehors vers la région acromiale de la clavicule dans un lieu où l'on ne soupçonnerait pas qu'un semblable anévrisme pût se frayer une voie.

A cette première difficulté, tenant au siége variable de la tumeur, il s'en ajoute quelquefois une seconde qui dépend de sa forme. A mesure en effet qu'elle s'élève au-dessus du sternum et des clavicules, elle augmente de volume, et s'étale en quelque sorte à la partie antérieure du cou. L'étranglement qu'elle subit alors au sommet du thorax y détermine un collet quelquefois tellement marqué, qu'on pourrait croire qu'elle est formée par l'une des artères carotides.

« J'ai vu, dit Hodgson, plusieurs anévrismes de la partie supérieure de la courbure de l'aorte qui s'avançaient au-dessus du sternum et des clavicules, et dans un cas l'espace entre la tumeur et le sternum était si considérable, qu'on proposa la ligature de l'artère carotide pour cause d'anévrisme; mais la dissection fit voir qu'il avait son siége à l'origine de l'artère innominée et à la courbure de l'aorte (1). »

Dans ces cas difficiles, il faut s'aider de tous les moyens possibles d'investigation. Les commémoratifs fournissent des données trop vagues; mais l'exploration attentive de la région sternale par l'auscultation et la percussion peut fournir des données plus utiles : La matité est perçue sur le thorax dans une étendue plus considérable que l'espace occupé par la portion visible de la tumeur,

(1) *Maladies des artères et des veines*, t. I, p, 106.

et l'auscultation fait entendre uu double battement.

Dans les anévrismes des branches de l'aorte qui
peuvent simuler ceux de ce gros vaisseau, la tumeur n'est pas aussi exactement placée sur la ligne
médiane; sa plus grande portion est au-dessus de
la clavicule, et sa plus petite derrière la paroi
thoracique; en percutant la poitrine on ne trouve
de matité que dans une région très circonscrite
derrière le sternum, et l'auscultation ne fait entendre qu'un seul bruit.

Malgré tout, il faut le dire, on rencontre des
cas tellement embarrassants, que le doute est la
seule conclusion possible. M. Breschet a récem-
ment publié l'observation d'un anévrisme de
l'aorte, qui, après avoir franchi le sommet du
thorax, s'était élevé au-dessus de la clavicule gauche, et formait au cou une tumeur très volumineuse, simulant un anévrisme de l'artère carotide.
Les praticiens les plus distingués avaient examiné
ce malade, et n'avaient pas osé se prononcer. Le
malade mourut d'hémorrhagie par rupture du
sac (1).

Cette observation me conduit ici à faire une re-
marque importante, que d'autres faits m'avaient
déjà suggérée : c'est que les anévrismes de la crosse
de l'aorte ont plus de tendance à simuler les ané-

(1) *Annales de la chirurgie*, t. III, p. 532.

vrismes de l'artère carotide qu'ils n'en ont à simuler ceux de la sous-clavière, et plus de tendance
surtout à simuler les anévrismes de la carotide
gauche que ceux de la carotide droite. J'aurai plus
tard l'occasion de revenir sur ce fait.

2° Cherchons maintenant à distinguer les unes
des autres les tumeurs anévrismales appartenant
aux branches de la crosse de l'aorte. Supposons que
l'une de ces tumeurs occupe la région sternale du
côté gauche : si elle est placée plutôt dans le creux
sus-claviculaire qu'au niveau de l'articulation sternale de la clavicule ; si elle est plus allongée transversalement que verticalement ; si le bruit qu'on
y entend par l'auscultation se propage plutôt du
côté de l'aisselle que le long du cou et qu'il reste
le même lorsqu'on comprime la carotide ; si le
pouls radial du même côté est affaibli et le membre douloureux, œdématié, gêné dans ses mouvements, il y a lieu de croire que c'est un anévrisme de lasous-clavière du côté gauche.

Au contraire, la tumeur est-elle plus allongée verticalement que transversalement, et placée plutôt
à la partie antérieure qu'à la partie latérale et inférieure du cou ; le bruit que l'auscultation y dénote
se propage-t-il plutôt le long du cou que du côté
du creux axillaire ; les temporales du même côté
battent-elles avec moins de force ; y a-t-il de la céphalalgie et de la gêne dans la déglutition et la
respiration ; le bras du même côté est-il sans dou-

leur et le pouls sans diminution ; alors toutes ces circonstances portent à penser que c'est un anévrisme de l'artère carotide du côté gauche.

La tumeur occupe-t-elle la région sus-claviculaire droite ; alors, si elle siège au niveau et en arrière de l'articulation sterno-claviculaire, qu'elle batte dans la fourchette sternale et sur les faisceaux du sterno-mastoïdien, et que ses battements soient simples, on peut presque affirmer que c'est un ané vrisme du tronc brachio-céphalique.

Enfin, les symptômes que nous avons rapportés ci-dessus à un anévrisme de la sous-clavière gauche, venant à se montrer à droite, on conclura à un anévrisme de la sous-clavière du côté droit ; dans ce cas le tronc innominé participe presque toujours à la maladie.

9° *Durée et marche.* Le petit nombre d'observations dans lesquelles les dates ont été relatées sur l'époque où la maladie s'est manifestée à l'extérieur, et sur celle où des soins chirurgicaux ont été réclamés, m'a conduit aux résultats suivants :

Dans deux cas, la maladie avait deux mois d'existence : dans dix cas, elle datait de quatre à neuf mois, et dans trois cas d'un an à sept ans.

Quant à la marche de l'anévrisme, en l'étudiant sur les dix malades de la seconde série, ce n'est que du quatrième au cinquième mois qu'elle est devenue brusquement plus rapide et qu'elle a pris un caractère plus alarmant.

10° *Terminaison.* On a eu rarement l'occasion d'étudier la terminaison des anévrismes sus-claviculaires abandonnés à eux-mêmes, parce que presque toujours la gravité des accidents qu'ils déterminent éveille la sollicitude des malades, et nécessite l'intervention de l'art. Cette terminaison est le plus souvent funeste; la plupart des malades succombent à l'asphyxie produite par la pression du sac sur les conduits aériens; d'autres périssent minés par le trouble permanent de la plupart des fonctions, et d'autres enfin meurent de l'hémorrhagie produite par la rupture du sac.

*Mort par asphyxie.* Parmi les exemples nombreux de ce mode de terminaison, je citerai l'observation suivante empruntée à Guattani.

. Obs. Un homme de quarante-sept ans fut arrêté par des voleurs dans un bois, dépouillé de ses vêtements et attaché à un arbre. Après six heures de vains efforts pour rompre ses liens, il fut entendu par un chasseur et rendu à la liberté; depuis ce temps, sa santé fut languissante, et huit ans après il entra à l'hôpital, ayant une grande difficulté à respirer, et une absence totale du pouls radial à gauche. Il portait au-dessus de la clavicule du même côté, une grosseur du volume d'un œuf de pigeon, sans changement de couleur à la peau et offrant des battements sensibles. Le cas fut jugé au-dessus des ressources de l'art, et, peu de jours après, le malade succomba à une asphyxie lente (1).

*Mort par rupture de l'anévrisme dans la tra-chée.* 1° M. Barth a déposé au musée Dupuytren une pièce pathologique offrant un exemple de ce mode de terminaison.

2° Obs. Un jour, un gentleman âgé de trente-quatre ans, robuste et bien portant, en montant un peu vite un escalier, fut pris d'étouffement et mourut subitement après avoir rejeté par la bou-che une grande quantité de sang artériel.

A l'autopsie, on trouva un anévrisme de l'artère innominée du volume d'une petite noix, adhérant intimement à la trachée, vers l'endroit où ce vais-seau traversé le canal aérien, et s'étant ouvert dans ce même canal (2).

*Guérison spontanée.* Dans quelques cas rares, les progrès de l'anévrisme s'arrêtent; le sac s'affaisse, se durcit et s'oblitère par la formation de caillots dans son intérieur. En voici des exemples :

1° Obs. En 1824, un malade vint consulte M. J. Cloquet à l'hôpital Saint-Louis; il portait au-dessus de la clavicule droite, sur le trajet de l'artère sous-clavière, une tumeur arrondie, de la grosseur d'une noix, offrant de légers frémissements pulsa-tifs, isochrones à ceux du pouls. Cette tumeur était sans changement de couleur à la peau et indolente à la pression. M. Cloquet annonça que c'était un

(1) Guattani, *Scripto de anevrismatibus*, p. 169.
(2) *Gazette méd.*, 1837, p. 525.

anévrisme de la sous-clavière en voie de guérison
spontanée, et qui se terminerait par la disparition
complète de la tumeur, et le rétablissement de la
circulation dans le membre, au moyen des voies
collatérales. Ce pronostic se confirma, car un mois
après les mouvements de pulsation avaient totale-
ment cessé dans la tumeur, et s'étaient rétablis
dans les artères humérale et radiale du membre(1).

2º. Obs. Le docteur Orpen a observé un anévrisme
de l'artère sous-clavière, dans lequel la tumeur,
après s'être accrue rapidement et avoir présenté des
battements violents pendant quelques mois, avait
tout-à-coup perdu sa pulsation et tellement diminué
de volume, que par degrés elle s'était réduite en
une petite tumeur compacte, située au-dessus de la
clavicule droite. La pulsation dans les artères du
membre devint imperceptible et le bras tomba dans
un état d'émaciation extrême (2);

3º Hodgson a rencontré un petit anévrisme de
l'origine de l'artère sous-clavière gauche et non
de guérison spontanée. Celle-ci était due à la compression qu'exerçait sur l'artère sous-clavière entre
le sac et les capillaires, une dilatation de la crosse
de l'aorte. Il s'était formé dans l'extérieur du vaisseau un amas de coagulum qui interrompait le cours
du sang.

4º J'ai déjà rapporté l'observation de Makelcan

(1) *Arch.*, t. vi, p. 514.
(2) *Notes d'Hodgson*, t. ii, p. 91.

publiée par Wardrop, d'un anévrisme du tronc
innominé qui avait comprimé et obliteré l'artère
carotide droite; un caillot résistant était déposé
dans son intérieur et le transformait en un canal
étroit perméable au sang. Ces deux faits très curieux en eux-mêmes, ne le sont pas moins sous
le point de vue de la méthode de Brasdor.

*Circulation collatérale.* Quand l'artere anévrisma-
tique·est oblitérée dans une plus ou moins grande
étendue en-deçà et au-delà de l'ouverture du sac,
la circulation s'entretient dans le membre supérieur par les anastomoses des carotides entre elles,
et par les anastomoses qui les unissent aux branches supérieures de la sous-clavière malade; elle
s'entretient encore par les anastomoses des branches inférieures de cette même artère avec les
branches de l'aorte descendante.

Si donc la carotide et la sous-clavière du même
côté sont oblitérées à leur origine, les branches
multipliées qui entretiennent des relations entre
la carotide du côté sain et celle du côté malade
( thyroïdienne supérieure, linguale, faciale, carotide interne, etc. ) entretiendront la circulation
dans la partie supérieure de l'artère carotide du
côté malade; à son tour, celle-ci fournira du sang
aux branches supérieures de l'artère sons-clavière
( thyroïdienne inférieure, cervicales ascendante et
profonde, vertébrale, cervicale transversé et scapulaire supérieure ). Si l'origine de ces branches

à la sous-clavière n'est pas oblitérée, le cours du sang se rétablira immédiatement dans ce dernier vaisseau; dans le cas contraire, les anastomoses de ces mêmes branches avec celles de l'axillaire (acromiale, circonflexe, scapulaire inférieure) porteront le sang dans l'artère axillaire, et de là dans le membre supérieur.

D'un autre côté, l'intercostale supérieure et la mammaire interne, par les anastomoses qui lient la première aux intercostales aortiques et la seconde à l'épigastrique, pourront rapporter le sang à l'artère sous-clavière.

Si l'origine de l'intercostale supérieure et la mammaire interne se trouve oblitérée, les anastomoses de ces vaisseaux avec les branches thoracique antérieure, mammaire externe, acromiale, rapporteront le sang dans l'artère axillaire, et de là aussi dans le membre supérieur. Ainsi se rétablit la circulation par un vaste réseau entourant l'épaule, et faisant communiquer la tête et le thorax avec le membre supérieur.

On conçoit que la part que chacun de ces vaisseaux peut prendre au rétablissement du cours du sang est plus ou moins grande, suivant le siége et l'étendue de l'oblitération dans les troncs principaux ou secondaires.

11° *Traitement des anévrismes spontanés de la région sus-claviculaire.* Parmi les moyens nombreux employés dans le traitement général des ané-

vrismes, il en est deux seulement applicables à
ceux dont j'ai à m'occuper, savoir : *la méthode de
Valsalva* et *la ligature*. Je n'insisterai point sur les
essais tentés par la galvanopuncture ; je rappel-
lerai seulement, comme fait curieux de ce genre,
qu'en 1838 un anévrisme de la sous-clavière droite,
dont l'observation a été publiée par M. Lesson,
fut soumis à l'emploi de ce moyen. Une escarre
se forma au sommet du sac, et il a fallu recourir
promptement à la ligature. L'électricité est un
agent puissant, sans doute, et on pourrait peut-
être l'appliquer avec avantage au traitement des
anévrismes ; mais il ne faut l'essayer qu'avec une
sage réserve et de très grandes précautions.

A. *Méthode de Valsalva*. Les recueils d'observations contiennent un assez grand nombre
d'exemples d'anévrismes sus-claviculaires, traités
avec succès par cette méthode ; mais les détails
n'en sont pas assez précis pour qu'on puisse juger
si les anévrismes appartenaient à la crosse de
l'aorte ou à l'une de ses branches. Cependant il en
est qui ne laissent aucun doute ; parmi les plus
remarquables, je me bornerai à citer le suivant :
Un couvreur, âgé de cinquante ans, portait un
anévrisme très volumineux dans la région axillaire
et sous-clavière droite. Pelletan le soumit à de
nombreuses saignées, à la limonade minérale, et à
l'application sur la tumeur de la glace et de compresses trempées dans du vinaigre froid. Le vo-

lume 'de la tumeur se réduisit, et ses pulsations devinrent presque imperceptibles. « Mais la faiblesse était extrême et alarmante ; on ne savait si la nature rappellerait ses forces ou si le malade succomberait à l'affaissement (1). »

La vogue dont cette méthode jouissait encore il y a trente ans ne s'est point soutenue ; les succès en sont rares, et l'on vient de voir à quel prix l'on peut les obtenir. Aujourd'hui elle est très rarement employée ; Dupuytren la regardait comme nuisible, et pensait qu'il ne fallait pas y recourir, même à titre d'essai. Il disait avoir observé que lorsque le chirurgien, lassé de l'inefficacité de ce traitement, et alarmé de la faiblesse du malade, veut recommencer à nourrir celui-ci pour le soumettre plus tard à l'opération, la tumeur fait des progrès plus rapides, et qu'il faut un long temps pour redonner au sang la plasticité nécessaire à la formation d'un caillot dans le sac anévrismal.

B. *Ligature.* On peut l'employer suivant deux méthodes : celle d'Anel et celle de Brasdor.

1° *Méthode d'Anel.* Le trajet de la sous-clavière est tellement court, qu'un anévrisme, même en le supposant d'un petit volume, développé vers la terminaison de cette artère et borné au creux susclaviculaire, ne saurait permettre de la lier en dehors des muscles scalènes ou dans leur intervalle. Indépendamment des difficultés de l'opération, on

---

(1) Pelletan, *Clin. chir.* t. I, p. 79,

serait presque certain de porter la ligature sur un point où les tuniques altérées du vaisseau ne sauraient la supporter impunément. Les chirurgiens qui ont voulu employer la méthode d'Anel, ont donc été forcés. dans ces cas, de lier la sous-clavière en dedans des muscles scalènes, ou même le tronc innominé.

*a' Ligature de l'artère sous-clavière en dedans des scalènes.* M. Colles de Dublin a le premier pratiqué cette opération hardie, le 23 septembre 1811, pour un cas d'anévrisme de l'artère sous-clavière droite et dans les circonstances suivantes.

Un ouvrier de trente-trois ans, à la suite d'efforts qu'il avait faits pour pousser une voiture avec son épaule, vit se développer une petite tumeur pulsative au-dessus et un peu en dehors de la partie moyenne de la clavicule. La tumeur s'étendait le long de celle-ci, depuis l'insertion sternale du muscle sterno-mastoïdien jusqu'audelà de la courbure de l'os, et s'élevait à peu près à la hauteur de deux pouces.

Une première incision fut pratiquée le long de l'axe du sterno-mastoïdien, depuis le point le plus élevé de l'anévrisme jusqu'au sommet du thorax; la deuxième commençait vers le milieu de la longueur de la première, et se terminait au niveau de l'articulation sterno-claviculaire. Les lambeaux tégumentaires étant renversés, on divisa les deux portions du muscle sterno-cléido-mastoïdien, et on renversa les deux bouts inférieurs sur la face externe de la clavicule. On distinguait alors la position et les battements de la carotide. On coupa les muscles sterno-hyoïdien et sterno-thyroïdien à la même hauteur que le sterno-mastoïdien ; on essaya d'abaisser les portions inférieures de ces muscles ; mais la dissection fut quelque temps gênée par la présence d'une grosse veine qui venait de la partie antérieure du cou s'ouvrir dans la veine jugulaire interne ; on coupa cette veine entre deux ligatures ; on divisa la gaîne de la carotide jusqu'auprès de son origine ; on protégea le nerf vague et la jugulaire interne à l'aide de deux spatules ; on essaya, avec la pointe du bistouri, de racler entre la carotide et le nerf pneumo-gastrique, afin de découvrir l'origine et le trajet de la sous-clavière, et l'on trouva que l'anévrisme s'était étendu tellement vers le tronc de la carotide, qu'il était difficile de dire *si une très petite partie de la sous-clavière restait saine.* La plupart des assistants manifestèrent la crainte que la maladie ne s'étendît jusqu'au tronc innominé, et peut-être jusqu'à l'aorte, et furent d'avis que l'on abandonnât l'opération ; néanmoins le chirurgien continua. Lorsqu'il ouvrit la gaîne de la carotide à son origine, une artère fut coupée et donna un jet de sang considérable ; on ne put pas la lier ; heureusement l'hémorrhagie s'arrêta spontanément. La gaîne étant tout-à-fait divisée, on put constater qu'entre la dilatation anévrismale et la bifurcation du tronc innominé, *il n'y avait que trois lignes restées libres, et c'est dans cet étroit espace qu'on se décida à appliquer la ligature;* on s'efforça d'isoler l'artère et la tumeur des parties voisines; on n'y parvint qu'après des lenteurs et des difficultés très grandes; on essaya ensuite, mais en vain, à passer un fil sous le vaisseau à l'aide d'un long stylet-aiguille; alors on dégagea avec plus de soin l'artère des parties voisines, et on fit de nouvelles tentatives pour passer le fil avec ce même instrument, puis avec l'aiguille à anévrisme ordinaire, et enfin avec une anse de fil d'argent : on ne put y réussir. Jusqu'ici on s'était attaché, afin d'éviter la plèvre, à faire passer la ligature de bas en haut; on essaya alors, mais sans y réussir, de pénétrer de haut en bas. Pendant qu'on agissait dans ce sens, il se manifesta de la difficulté dans la respiration ; des bulles d'air parurent au milieu du sang, et firent soupçonner que la plèvre avait été blessée ; enfin, après de nouvelles difficultés, on parvint à passer la ligature de bas en haut avec une aiguille ordinaire ; on se servit d'une pince à polype, dont les branches étaient percées d'un trou à leur extrémité, pour opérer la constriction et effectuer le nœud. Le malade tomba en défaillance, et fut sur le point de périr de suffocation. L'opérateur hésita un instant à enlever les fils; il s'en abstint, pensant que ces accidents étaient peut-être dus sim-

plement à la perforation de la plèvre. Deux jours
après; la ligature s'étant considérablement relâ-
chée; on fut obligé de fouiller dans la plaie pour la
serrer de nouveau. Le malade eut du délire le cinquième jour de l'opération, et fut pris d'un trem-
blement continuel auquel il succomba. A l'autopsie,
on trouva un petit anévrisme de la crosse de l'aorte,
et une dilatation du tronc innominé jusqu'à sa bifurcation, avec altération de la tunique interne de
ce vaisseau. On ne put pas examiner l'état des plèvres, parce que les amis du défunt ne permirent
pas de pousser plus loin l'examen des organes (1).

J'ai cru devoir consigner ici ce fait avec quelque
détail, afin que l'on puisse apprécier les difficultés
et les dangers que peut offrir une semblable opération.

Depuis lors, il s'est écoulé un long intervalle de
temps avant qu'on ait osé y recourir de nouveau;
cependant, en 1831, M. Mott l'a tentée : ce fut sur
une dame de vingt et un ans qui portait une *petite
tumeur* pulsative au-dessus de la clavicule droite,
survenue à la suite d'une chute de cabriolet. L'artère fut mise à découvert au moyen d'une incision
en L menée le long du bord interne du sterno-mastoïdien et du bord supérieur de la clavicule, et elle
fut liée immédiatement en dedans de l'artère thyroïdienne. Les difficultés furent beaucoup moins
grandes que dans l'observation précédente. Dès le

(1) *The Edinburgh med. and surg, jour.*, t. xı p. 2.

lendemain on sentait déjà de faibles pulsations dans l'artère radiale; mais il survint quelques phénomènes inflammatoires, et enfin des hémorrhagies qui firent périr la malade le vingt et unième jour de l'opération (1).

La même opération a été répétée en 1838 par M. Liston chez un tailleur âgé de trente et un ans, affecté d'une tumeur pulsative du volume d'un œuf de poule siégeant au-dessus de la clavicule droite. La portion sternale du muscle sterno-mastoïdien fut détachée par une incision en L comme dans le cas précédent; l'origine des artères sous-clavière et carotide fut aussi mise à découvert. L'opérateur, après avoir lié la sous-clavière, crut devoir lier aussi la carotide. Le malade paraissait en voie de guérison lorsque son observation a été publiée; mais il n'était qu'au seizième jour de l'opération. Je regrette beaucoup de ne pas savoir si cette guérison a été définitive (2).

Enfin la tentative la plus récente de ce genre a été faite par M. Patridge sur un homme de trente-huit ans, affecté d'un anévrisme assez volumineux de la terminaison de la sous-clavière droite. L'opérateur fit une simple incision transversale le long de la clavicule pour détacher le faisceau interne et une partie du faisceau externe du muscle sterno-mastoïdien; l'artère fut liée avec assez de facilité;

(1) *Gaz. méd.*, 1834, p. 119.
(2) *Gaz., méd.*, 1838, p. 600.

elle parut volumineuse, mais saine d'ailleurs; il
survint une légère hémorrhagie veineuse le soir
même de l'opération, et le malade succomba le quatrième jour à une pleurésie du côté droit (1).

De ces quatre observations, comme on le voit,
trois nous montrent une terminaison funeste, et
l'issue de la quatrième n'est qu'incomplétement
connue. De tels résultats ne sont point en faveur
de cette opération; le raisonnement lui-même indique assez que désormais on doit s'en abstenir.

En effet, l'artère sous-clavière en dedans des scalènes est en rapport avec des organes très importants qui peuvent être lésés pendant l'opération,
ainsi que le prouve l'observation de Colles, ou bien
qui peuvent s'enflammer consécutivement à l'opération, comme le démontre le fait de M. Partridge;
de plus, l'importance des branches collatérales de
la sous-clavière en ce point, et à droite surtout, la
présence de la carotide, doivent faire redouter des
hémorrhagies à la suite de la ligature, comme on
l'a vu du reste dans l'observation de M. Mott; c'est
sans doute une pareille crainte qui a déterminé
M. Liston à lier ce dernier vaisseau en même temps
que la sous-clavière.

Enfin l'anatomie pathologique ayant démontré
que dans les anévrismes de la sous-clavière, l'altération des tuniques artérielles s'étend assez loin ordinairement du côté du cœur, la ligature doit porter

(1) *The Lancet*, vol. II, 1840, 1841.

sur des tissus malades; condition toujours fâcheuse puisqu'elle nuit au travail d'oblitération des vaisseaux.

*b' Ligature du tronc innominé.* Une erreur de diagnostic a été la cause de la première opération de ce genre. En 1818, V. Mott voulant lier l'artère sous-clavière droite, en dedans des scalènes, pour un anévrisme volumineux de ce vaisseau, en trouva les tuniques malades, et fut obligé de porter le fil jusque sur l'artère innominée. Depuis lors, des occasions de répéter cette opération se sont présentées, et aujourd'hui on en connaît huit exemples. Elle a constamment été pratiquée pour des anévrismes de la sous-clavière droite, jamais pour des anévrismes de la carotide du même côté. Elle a été exécutée par des procédés divers, mais dans tous les cas elle a présenté de grandes difficultés, soit à cause du peu d'espace qui existait entre la tumeur et le sommet du thorax, soit à cause de la profondeur du vaisseau et des précautions que nécessitait l'importance de ses rapports. Dans un cas, M. Richard Wilmot-Hall, en appliquant la ligature, a transpercé le vaisseau au lieu de le contourner. Chez presque tous les malades, la circulation s'est rétablie assez facilement dans le membre supérieur, et néanmoins tous ont succombé. Sur cinq, dont les observations ont été publiées avec détail, quatre sont morts d'hémorrhagie; et, chose remarquable, le seul qui n'ait pas éprouvé cet accident est

celui chez lequel l'artère avait été transpercée pendant l'opération. L'hémorrhagie est survenue,
chez trois malades, du vingt-deuxième au vingt-
sixième jour, époque ordinaire de la chute des
ligatures appliquées sur les gros vaisseaux ; chez le
quatrième ( c'était l'opéré de G. Graffe ), elle n'a eu
lieu que le soixante-huitième jour. A cette époque
l'artère était certainement cicatrisée, et l'accident paraît avoir eu pour cause la rupture de la cicatrice du vaisseau, à l'occasion d'efforts impru-
dents que fit le malade.

De tels faits s'élèvent suffisamment contre la
pratique d'une telle opération, pour que désormais
elle n'ait plus de place que dans l'histoire de la
chirurgie ; et l'on n'invoquera plus la nécessité de
la tenter pour arracher les malades à une mort
certaine, aujourd'hui où l'on possède, pour ces cas
extrêmes, une ressource plus certaine dans la méthode de Brasdor, dont il me reste à parler.

2° *Méthode de Brasdor.* Elle fut proposée par
Brasdor dans le siècle dernier ; mais l'essai mal-
heureux qu'en fit Deschamps, dans un anévrisme
de l'artère fémorale, eut pour résultat de la faire
abandonner. En outre, elle avait alors la théorie
contre elle ; on pensait que le sac anévrismal, re-
cevant directement l'impulsion du sang artériel
lancé par le cœur, ne pouvait pas résister au choc
de ce liquide, et que ses parois devaient rapidement se distendre et éclater. Cette crainte arrêta

pendant long-temps les tentatives des chirurgiens. Cependant les plus simples notions d'hy-
drodynamie auraient dû suffire pour la dissiper.
Ne sait-on pas, en effet, que des liquides circulant
dans des tubes, exercent une pression égale sur
tous les points de leurs parois, et que la pression
reste toujours également partagée dans toutes les
ramifications de ces conduits, alors même qu'on
vient à interrompre la marche du liquide dans l'un
des points du système? Le lieu où réside l'obstacle
ne ressent pas plus d'impulsion que les points qui
en sont éloignés. Ce principe, vrai pour l'hydro-
dynamie des tubes inertes, l'est aussi pour celle des
tubes vivants de la circulation artérielle; et à cet
égard, les belles expériences de M. Poiseuille ne
sauraient laisser aucun doute. C'est donc une
simple idée théorique sans fondement qui a arrêté
pendant long-temps l'essor d'une méthode qui était
destinée à jeter plus tard un vif éclat.

Si les chirurgiens n'avaient pas été sous l'influence de cette prévention, l'observation de ce qui
se passe tous les jours dans les anévrismes traités
suivant la méthode d'Anel, aurait dû les conduire
par analogie à penser qu'il n'y avait pas autant de
différence dans le mécanisme de la guérison, par
ces deux méthodes, qu'ill e semble au premier
abord.

En effet, dans la méthode d'Anel, le bout supérieur du vaisseau est converti en un cul-de-sac où

le sang ne circule pas ; les parois de l'artère et du sac anévrismal, à mesure que le coagulum fait des progrès, se resserrent par leur propre contractilité, et reviennent sur elles-mêmes jusqu'à ce que l'oblitération en soit complète. En méditant sur ce résultat, il était logique de conclure qu'en changeant la position de la ligature, et la portant entre la tumeur et les capillaires, on formerait également un cul-de-sac favorable à la coagulation du sang ; d'ailleurs, des exemples de guérison produite par une pression accidentelle, établie du côté des capillaires, sur le trajet d'un vaisseau affecté d'anévrisme confirmaient cette idée ; mais tel était l'empire des théories acréditées qu'ils passèrent inaperçus.

Cependant, quelques uns de ces esprits sages, qui font toujours dominer l'indépendance et la raison dans toutes les questions qu'ils étudient, pensèrent qu'on ne devait pas renoncer complétement à la méthode de Brasdor. Je me rappelle qu'en 1821, M. Marjolin professait que l'artère carotide, parcourant un long trajet sans fournir de branches collatérales, présentait des conditions favorables au succès de cette opération. Ce ne fut toutefois qu'en 1828, lorsque parut l'importante publication de Wardrop, que les chirurgiens, frappés des faits qui y étaient renfermés, et des raisonnements qui les accompagnaient, commencèrent à s'en occuper sérieusement.

Depuis lors les faits se sont multipliés, et si, au

moment où je rédige ce travail, ils ne sont peut-
être pas assez nombreux pour faire juger définiti-
vement cette méthode, du moins ils sont suffi-
sants pour en faire apprécier l'importance et lui
assigner un rang dans la chirurgie.

Afin de procéder avec ordre et clarté aux con-
clusions qui doivent terminer ma thèse et dominer mon sujet, j'examinerai d'abord les résultats
de cette méthode dans le traitement des anévrismes de l'origine de la carotide; puis j'en étudierai
les applications aux anévrismes de l'artère sous-
clavière et du tronc innominé.

*a. Méthode de Brasdor appliquée au traitement
des anévrismes de l'artère carotide.*

Voici d'abord les faits :

1° Une femme de soixante-trois ans portait au-
dessus de la clavicule droite une tumeur dont les
progrès furent rapides. Les téguments rouges et
amincis à sa surface menaçaient de se rompre à
chaque pulsation; la carotide fut liée par M. Wardrop à la partie supérieure du cou. Aussitôt après
l'opération, la tumeur s'affaissa notablement, les
pulsations s'y affaiblirent par degré, les parois du
sac s'ulcérèrent plus tard, et laissèrent échapper
des caillots de pus mêlés à du sang : le rétablissement fut complet.

2° Obs. Une femme de cinquante-sept ans portait
derrière la clavicule et à la partie du sterno-mastoï-

dien une tumeur pulsative. La carotide fut liée
par M. Wardrop : les pulsations diminuèrent dans
le sac; cependant il resta toujours au cou une tumeur du volume d'une amande, présentant de fortes
pulsations, dont les parois semblaient amincies, et
qu'il était facile de vider par la pression, mais dans
la cavité de laquelle le sang revenait avec rapidité
aussitôt qu'on cessait de la comprimer. La malade
mourut trois mois après l'opération. A l'autopsie,
on trouva une tumeur formée par la dilatation et
l'amincissement des parois de l'artère carotide; mais
nulle part on n'aperçut sur l'artère la moindre trace
de cicatrices, et aucun vestige ne put indiquer le
siége précis où la ligature avait été placée; le vaisseau était perméable dans toute son étendue.

On voit ici un exemple d'anévrisme vrai de l'artère carotide; mais on peut affirmer, ou que l'artère n'a pas été liée, ou que le nœud du fil s'est
détaché aussitôt après avoir été serré; ce fait ne
prouve donc rien dans la question qui m'occupe.

3° OBS. Une femme âgée de quarante-neuf ans,
offrait une tumeur anévrismale immédiatement
au-dessus de l'extrémité sternale de la clavicule
droite; l'artère fut liée, en mars 1827, par M. Lambert, chirurgien à Walworth; elle était dilatée, mais
saine d'ailleurs au point où elle fut liée; aussitôt
après l'opération, les pulsations et le volume de la
tumeur diminuèrent; l'amélioration fut rapide;

mais dix jours après, il se manifesta une hémorrhagie qui reparut à diverses reprises, et fit succomber la malade au bout de deux mois. L'anévrisme occupait l'origine de la carotide; il était oblitéré. L'hémorrhagie avait eu lieu par le bout supérieur du vaisseau.

4° Obs. Une femme âgée de trente-six ans portait une tumeur pulsative à la partie inférieure et droite du cou. La ligature de la carotide fut pratiquée, le 11 septembre 1827, par M. Bush, chirurgien à New-York; aussitôt après l'opération, la tumeur diminua; l'amélioration fut rapide, et au bout de quelques mois, la tumeur avait presque entièrement disparu. M. Guthrie dit avoir vu cette malade trois ans après, et avoir constaté le bon état de sa santé.

5° Un nègre âgé de quarante ans était atteint d'une tumeur anévrismale du volume d'un petit œuf de poule, placée immédiatement au-dessus de la clavicule gauche, si près de cet os qu'elle semblait s'enfoncer derrière lui et dans la poitrine : l'artère carotide fut liée, le 10 mars 1829, par M. Montgoméry, chirurgien à l'île Maurice. La tumeur diminua de volume; les battements s'y affaiblirent : le sac s'enflamma un mois et demi après, s'ouvrit, et donna issue à une matière purulente fétide, de couleur de chocolat. Cependant le malade était en fort bon état, lorsque, quatre mois après l'opération, il fut subitement atteint d'une toux intense, suivie d'une légère hémorrhagie à laquelle il succomba huit jours après. A l'autopsie, point de trace d'anévrisme du côté de la carotide, mais entre l'origine de cette artère et l'origine du tronc brachio-céphalique, la crosse de l'aorte offrait un anévrisme du volume d'une orange, et dont l'ouverture de communication avec la cavité de l'aorte était obstruée par la lymphe plastique : l'orifice de la carotide était bouché par une matière semblable.

Dans cette observation, une erreur de diagnostic a été commise; l'artère carotide n'était point malade; l'anévrisme appartenait à la crosse de l'aorte. Guthrie, en rapportant ce fait, l'a jugé de la même manière. On ne saurait donc ici en tirer aucune conséquence relative à la méthode de Brasdor.

6° Obs. Une femme de soixante-trois ans portait vis-à-vis de l'articulation sterno-claviculaire gauche un anévrisme volumineux, gênant beaucoup la respiration; la carotide fut liée, en 1839, par M. le docteur Colson de Noyon. Après l'opération, il y eut une diminution graduelle dans le volume et les pulsations de la tumeur. Cependant celle-ci n'a jamais complétement disparu, et, un an après, elle offrait encore de légers battements; depuis lors, elle n'a point fait de progrès, et tend plutôt à décroître. Cette observation intéressante a été communiquée à l'Académie de médecine en 1840.

Sur ma demande, M. Colson, mon ancien con-

disciple et mon ami, m'a donné, il y a peu de jours,
des nouvelles de son opérée; son état est de-
meuré satisfaisant, et depuis long-temps elle a re-
pris ses occupations habituelles.

De ces six observations, deux (celle de Montgoméry et la seconde de M. Wardrop ) devant être
retranchées, il en reste quatre seulement dont je
puis tirer parti.

Le premier résultat qui m'a frappé en les analy-
sant, c'est que le volume de l'anévrisme a diminué
immédiatement après l'application de la ligature,
au lieu d'augmenter, comme auraient pu le faire
craindre de fausses théories. Les suites de l'opération ont été peu orageuses : une fois seulement il
y a eu inflammation et suppuration du sac, sans
autre conséquence fâcheuse. Un malade seulement
a succombé; c'est celui de M. Lambert; l'artère
était malade; une hémorrhagie a eu lieu par le
bout supérieur.

En définitive, s'il m'était permis de juger une
méthode d'après un aussi petit nombre de faits,
je dirais que celle de Brasdor, en tant qu'appliquée
aux anévrismes de l'origine de la carotide, doit
rester dans la chirurgie, et qu'elle convient aux
anévrismes de la partie inférieure de ce vaisseau,
comme celle d'Anel convient aux anévrismes de la
partie supérieure ; dans ces circonstances particu-
lières, ces deux méthodes comptent des résultats
à peu près égaux.

*b. Méthode de Brasdor appliquée aux anévrismes de l'artère sous-clavière et du tronc innominé.* Si l'on place une ligature sur l'artère sous-clavière au-delà des branches qu'elle fournit, il est évident que le sang ; passant par ces branches, doit entretenir un courant continuel dans cette artère, et qu'il ne peut s'y coaguler. Toutefois, l'existence d'un anévrisme apporte des changements dans ces conditions anatomiques, et il faut ici distinguer deux cas

1° Il se peut, comme je l'ai dit précédemment, que ces branches soient toutes oblitérées; dans ce cas, l'artère se trouvera transformée en une impasse où le sang devra se coaguler.

2° Mais si l'on suppose l'intégrité de ces branches, qu'est-il permis d'espérer ? faut-il croire que cette circonstance ne pourra pas s'opposer à l'oblitération de la tumeur ? M. Wardrop le pense , et voici sur quel raisonnement il fonde cette opinion. Suivant lui, les vaisseaux modifient toujours leur capacité d'après la quantité de sang qui les traverse ; ainsi, la carotide et la sous-clavière étant supposées d'un égal volume, si l'on oblitère la carotide, le tronc innominé ne laissera plus passer dans un temps donné qu'une quantité de sang moitié moindre de celle qui le traversait auparavant. De même, en admettant que le calibre des branches réunies des collatérales de l'artère sous-clavière est égal seulement au tiers du calibre de ce vaisseau, si l'on place une ligature en dehors de l'origine de ces branches, il n'admettra plus dans un temps donné que le tiers du sang qu'il recevait auparavant.

D'après cette loi, si l'on traite un anévrisme de l'artère sous-clavière d'après la méthode de Brasdor, les branches collatérales qu'elle fournit, bien que placées au-delà de l'anévrisme, ne s'opposeront pas au retrait de l'artère malade et à l'oblitération du sac; or voici comment M. Wardrop arrive à cette démonstration. On sait aujourd'hui que, pour guérir un anévrisme par la méthode de Hunter, il n'est pas nécessaire de suspendre complétement le cours du sang dans son intérieur, mais qu'il suffit de l'y ralentir. S'il existe des branches collatérales entre la ligature et le sac, elles peuvent bien entretenir pendant quelque temps la circulation dans celui-ci, mais peu à peu l'artère prend un volume proportionné à la petite quantité de sang qui la traverse; le sac lui-même se rétrécit, et s'oblitère enfin, par la coagulation du sang dans son intérieur. Eh bien, d'après M. Wardrop, les anévrismes, traités suivant la méthode de Brasdor, se trouvent dans des conditions tout-à-fait semblables. S'il existe entre la tumeur et la portion liée du vaisseau des branches collatérales perméables au sang, celles-ci n'empêcheront pas le tronc artériel de revenir sur lui-même. Le sac anévrismal partagera ce retrait, et il arrivera une époque où la circulation, devenue trop languissante, laissera déposer des couches fibrineuses qui en combleront la cavité.

Les raisonnements sur lesquels M. Wardrop s'appuie sont ingénieux sans doute; et j'admettrai volontiers avec lui que la sous-clavière étant liée au-delà de ses collatérales, son calibre diminuera en proportion de la quantité moindre de sang qui y arrivera; mais il faudrait savoir si par le fait même de cette ligature, ces collatérales ne se dilateront pas, et n'empêcheront pas ainsi le rapetissement de leur tronc d'origine. Lorsqu'on lie une artère importante, les branches collatérales placées au-dessus de la ligature se dilatent constamment pour rétablir la circulation dans les parties auxquelles cette artère va se distribuer; pourquoi n'en serait-il pas ainsi après la méthode de Brasdor?

D'un autre côté, lorsque M. Wardrop établit un rapprochement entre la méthode de Brasdor et celle de Hunter, donne-t-il un solide appui à la cause qu'il cherche à défendre? Il est en effet reconnu que la méthode de Hunter n'assure point la guérison des anévrismes, lorsqu'il existe des branches collatérales entre la ligature et le sac; ainsi elle échoue presque toujours à l'extrémité des membres, à la face, où les anastomoses sont larges et multipliées; et il n'est pas rare de voir le même effet se produire sur l'anévrisme poplité lui-même. Ainsi, en 1840, M. Breschet a montré à l'Académie royale de médecine un malade affecté d'anévrisme poplité gauche, chez lequel la ligature de la crurale au pli de l'aine, d'après le procédé de Scarpa, n'avait pas empêché les progrès de la maladie.

M. Wardrop invoque aussi les enseignements fournis par l'anatomie pathologique, et surtout l'observation de Makélcan, que j'ai déjà rapportée. Mais s'il est vrai de dire qu'ici le sac anévrismal n'était plus à la période d'accroissement, on ne peut soutenir non plus qu'il fût en voie de guérison avancée; et il n'est pas sans exemple que des anévrismes, après être restés stationnaires pendant long-temps, ne s'éveillent tout-à-coup et ne fassent des progrès rapides.

La discussion, dans laquelle je viens d'entrer au sujet de la méthode de Brasdor, prouve qu'en théorie, cette méthode, lorsqu'elle est appliquée au traitement des anévrismes de l'artère sous-clavière et du tronc innominé, présente peu de chances de succès; mais comme les questions de pratique se jugent plutôt par les faits que par le raisonnement, je vais faire connaître les observations que j'ai pu réunir.

Ces faits sont au nombre de dix; je les ai distribués en trois catégories. Dans la première j'ai placé les anévrismes du tronc innominé traités par la ligature de l'artère carotide seulement; dans la seconde, les anévrismes du tronc innominé traités par la ligature de la carotide et de la sous-clavière; dans la troisième enfin, les anévrismes de l'artère sous-clavière traités par la ligature de la sous-clavière ou de l'axillaire.

§ 1.° *Anévrismes du tronc innominé traités par la ligature de l'artère carotide seulement.*

1<sup>re</sup> Obs. Un homme de trente ans était affecté d'un anévrisme considérable siégeant derrière l'articulation sterno-claviculaire droite et s'élevant jusqu'au cartilage cricoïde. Evans reconnut un anévrisme de la sous-clavière et lia l'artère carotide le 22 juillet 1828. La tumeur diminua dès les premiers jours qui suivirent l'opération ; mais au bout de sept jours des accidents inflammatoires très graves se manifestèrent du côté de la tumeur, et furent suivis de l'oblitération des artères du bras et de l'avant-bras, ainsi que des branches de l'artère carotide du côté malade. Au bout d'un an la santé générale était très bonne, la tumeur existait encore ; elle n'offrait pas de pulsation, mais avec le stéthoscope, on y distinguait des battements profonds. L'année suivante le sac s'ouvrit ; il s'en échappa une grande quantité de pus. *La guérison a été complète.* (Evans.)

2<sup>e</sup> Obs. Un homme de cinquante-cinq ans portait derrière la clavicule une tumeur du volume d'un œuf de pigeon, que Mott reconnut pour être un anévrisme du tronc brachio-céphalique, et de l'origine de ses branches. L'opération fut pratiquée le 20 septembre 1819. L'amélioration fut rapide ; elle s'accompagna de la disparition du pouls radial et de la tumeur du cou. Le malade était d'une santé parfaite en apparence, lorsque, au bout de sept mois, il succomba à quelques accès de dysp-née. A l'autopsie l'on trouva un anévrisme encore volumineux du tronc innominé et de l'origine de ses branches. Il ne formait aucune saillie à la base du cou. (Mott.)

3ᵉ Obs. Une femme de soixante et un ans portait, au-dessus du côté droit du sternum, une tumeur pulsatile du volume d'un œuf, s'étendant en de-hors jusqu'au tiers externe de la clavicule, et recon-nue par Key pour être un anévrisme de l'artère innominée; les téguments en étaient très amincis; l'opération fut pratiquée le 20 juillet 1830. Quel-ques heures après, il se manifesta de l'irrégularité dans le pouls, des quintes de toux, et la malade mourut presque subitement. A l'autopsie, l'on trouva un anévrisme de l'artère innominée et de la crosse de l'aorte; l'orifice de l'artère carotide gau-che était extrêmement rétréci et presque même oblitéré; les artères vertébrales offraient un volume plus petit qu'à l'état normal.

Key attribue, avec raison, cette mort inatten due au retrécissement des artères vertébrales. Cette circonstance, jointe à l'oblitération de la carotide gauche, a dû priver le cerveau de la quantité de sang nécessaire à l'innervation. (Key.)

4ᵉ Obs. Un homme de quarante-six ans avait une tumeur du volume d'une orange, située der-rière l'extrémité interne de la clavicule droite, avec affaiblissement du pouls radial de ce côté. Fergusson reconnaît un anévrisme du tronc brachio-céphalique, et de la sous-clavière droite, et lie la carotide droite le 22 juin 1841 ; le malade succombe le septième jour à une pleuro-pneumonie. A l'autopsie l'on trouva un anévrisme très volumineux du tronc innominé, et de l'origine de la sous-clavière. ( FERGUSSON.)

5e OBS. Un homme de quarante-deux ans portait en arrière et au-dessus du sternum une tumeur volumineuse, pulsatile, que M. Morisson reconnût pour être un anévrisme du tronc innominé et peut-être de la carotide à son origine; l'opération fût pratiquée le 5 novembre 1832. Les palpitations furent très fortes pendant les sept premiers jours qui suivirent l'opération ; plus tard le sac diminua de volume et se durcit; les pulsations y devinrent beaucoup moins marquées. La santé était rétablie, lorsque vingt mois après l'opération, la mort arriva subitement. A l'autopsie on trouva un anévrisme du tronc innominé et de la carotide; la crosse de l'aorte était dilatée et incrustée de plaques calcaires. (MORISSON.)

2° *Anévrismes du tronc innominé, traités par la ligature successive de la carotide et de la sous-clavière.*

1re OBS. Une femme était affectée d'un anévrisme de l'artère innominée. M. Fearn pratiqua en 1836 la ligature de la carotide droite; la santé s'améliora beaucoup, mais il y eut plusieurs accès de dyspnée dus à la pression de la tumeur sur le poumon; la sous-clavière du même côté fut liée le 2 août 1838. Quatre mois après, la malade dont l'état était très satisfaisant, succomba à la suite d'une pleurésie. A l'autopsie, on trouva les restes d'un anévrisme considérable du tronc innominé. (FEARN.)

2ᵉ OBS. Un homme de cinquante-cinq ans portait derrière l'articulation sterno-claviculaire droite une tumeur qui fut reconnue par Wickham et par sir Ast. Cooper, pour un anévrisme de l'innominée et de ses deux branches ; la ligature fut pratiquée le 25 septembre 1839. La tumeur diminua de volume et la dyspnée cessa immédiatement; toutefois cette amélioration ne fut que momentanée; deux mois après on fut obligé de lier la sous-clavière; le cinquième jour, survinrent d'effroyables palpitations, et la tumeur continua d'augmenter de volume; cependant le malade vécut encore plus de deux mois, et mourut à la suite d'hémorrhaghies qui eurent lieu à la surface du sac. A l'autopsie, on trouva un anévrisme de l'innominée près de sa terminaison; l'aorte était très dilatée et parsemée de plaques calcaires. (WICKHAM.)

3° *Anévrismes de la sous-clavière et du tronc brachio-céphalique, traités par la ligature de l'axillaire ou de la sous-clavière elle-même.*

1re OBS. Un homme de quarante ans portait
derrière l'extrémité interne de la clavicule droite
une tumeur du volume du poing, que Dupuytren
reconnut pour être un anévrisme de la sous-clavière, et peut-être aussi de l'innominée; la carotide
parut saine; la ligature de l'axillaire immédiatement au-dessus de la clavicule fut pratiquée le
12 juin 1829; le lendemain il y avait une diminution sensible dans le volume de la tumeur, mais
elle conservait ses battements. Le cinquième jour,
à la suite d'un violent accès de toux, il survint une
hémorrhagie légère, et le malade succomba le neuvième jour de l'opération, dans un état de faiblesse
extrême. A l'autopsie on trouva un anévrisme occupant l'artère sous-clavière; le tronc innominé et
l'aorte étaient très dilatés. (DUPUYTREN).

2e OBS. Un homme âgé de cinquante-sept ans
portait dans la région sus-claviculaire du côté droit
une tumeur qui fut reconnue par M. Laugier pour
être un anévrisme de la sous-clavière et du tronc
innominé; les battements de la carotide étaient
très faibles; la ligature de l'axillaire au-dessus de la
clavicule fut pratiquée le 12 juin 1834; le lendemain le volume et les battements de la tumeur
commencèrent à diminuer; mais le cinquième jour

et quelques uns des jours suivants, il y eut des hémorrhagies légères qui n'influèrent en rien sur la
santé du malade ; son état s'améliora de jour en
jour, et il était très satisfaisant lorsque, le 9 juillet, il fut pris d'accès de suffocation auxquels il
succomba trois jours après (un mois après l'opération). A l'autopsie l'on trouva une tumeur anévrismale formée par le tronc brachio-céphalique ;
l'aorte était dilatée ; l'artère carotide droite avait
été oblitérée par la pression de la tumeur.

(LAUGIER.)

3ᵉ OBS. Une dame âgée de quarante-cinq ans
portait au côté droit de la base du cou une tumeur
pulsatile de la grosseur d'un œuf de dinde, recon-
nue par Wardrop pour être un anévrisme du tronc
innominé ; il n'y avait pas de pulsation dans l'artère carotide droite. La ligature de l'artère sous-
clavière en dehors des scalènes fut pratiquée le
6 juillet 1827 ; aussitôt après l'opération, le volume et les battements de la tumeur diminuèrent,
et la respiration fut plus libre. Le neuvième jour,
les pulsations reparurent dans la carotide droite,
et se rétablirent au fur et à mesure que la tumeur
anévrismale diminuait. Quinze mois après, une
nouvelle tumeur se manifesta au-devant de la trachée-artère ; Wardrop pensa que c'était le développement d'un autre anévrisme, et renonça à
toute nouvelle tentative de traitement chirurgical.
La malade succomba deux ans après l'opération,

dans un grand état de faiblesse; l'anévrisme occupait toute la longueur du tronc brachio-céphalique.                                (WARDROP.)

La comparaison de ces faits entre eux, dont je n'ai relevé à dessein que les circonstances importantes, va me permettre de jeter un coup d'œil d'ensemble sur l'opération et ses suites. Dans cette manière de procéder, chaque résultat pourra devenir la base d'un précepte.

Dans presque tous les cas où la méthode de Brasdor a été appliquée aux anévrismes du tronc brachio-céphalique, on n'a lié qu'une des branches de ce vaisseau; deux fois seulement on les a liées toutes les deux; mais alors elles ne l'ont point été en même temps, car l'opération eut été fort grave et eût rendu presqu'impossible le rétablissement de la circulation dans le membre; dans ce cas, on a d'abord lié une branche, et ensuite, à une époque plus ou moins éloignée, on a lié l'autre. L'intervalle entre les deux opérations n'a rien de fixe; dans un cas il a été de deux mois et dans un autre de deux ans.

Les chirurgiens qui ont cru devoir se borner à lier une seule des branches du tronc innominé, ont choisi la carotide, et ceux qui ont cru devoir les lier toutes les deux, ont d'abord commencé par ce même vaisseau (carotide).

Pourquoi cette préférence? Sans doute la ligature de la carotide est une opération moins grave

que celle de la sous-clavière; sans doute aussi, le
champ dans lequel elle peut être pratiquée est plus
étendu que celui de la sous-clavière, circonstance
qui permet au besoin de s'éloigner davantage du
siégé principal de la maladie. Mais il est une raison
plus puissante encore : dans le cas où l'anévrisme
occupe le tronc innominé, en liant la carotide, on
diminue de moitié environ la quantité du sang qui
passe dans ce tronc : alors, en effet, celui-ci n'est
plus traversé que par la colonne de sang destinée
à la sous-clavière, et cette diminution, d'après la
théorie de Wardrop, doit faciliter notablement le
retrait du sac anévrismal ; tandis qu'au contraire,
en liant la sous-clavière, on ne diminue que faible
ment cette même quantité de sang, parce qu'alors
le tronc brachio-céphalique est traversé et par la
colonne de sang destinée à la carotide et par celle
destinée aux branches de la sous-clavière.

Cependant il ne faut pas croire qu'il faille toujours lier la carotide; si pendant la vie, par exemple, on ne sentait pas de pulsations sur ce vaisseau
(comme dans le cas de Wardrop) et qu'il en existât
au contraire à la radiale du même côté, il faudrait
porter la ligature sur la sous-clavière.

Dans tous les cas, l'exploration des deux carotides ne doit pas être négligée avant l'opération ;
car la gauche peut se trouver oblitérée, comme
dans l'observation de Key, et dans ce cas, il y a lieu
de se demander si on doit agir ou s'abstenir.

Quant à l'opération elle-même, qu'elle soit pratiquée sur la carotide ou sur la sous-clavière, elle est soumise aux préceptes des ligatures en général; seulement ici, elle est souvent rendue plus difficile par le gonflement énorme des veines du cou. Les suites immédiates, à part le cas publié par M. Key, où la mort est survenue après quelques heures, n'offrent en général rien de bien remarquable; un malade a succombé à une pleuro-pneumonie (obs. de Fergusson). Il n'y a pas eu d'hémorrhagies sérieuses, si l'on excepte le malade opéré par Wickham, chez lequel il y eut une rupture du sac. Les accidents de ce genre pourraient survenir peut-être, dans les premiers temps qui suivent l'opération, surtout si l'on appliquait la méthode de Brasdor aux cas où les téguments du sac sont amincis et menacent de se rompre. Je regarde les cas de ce genre comme défavorables à la méthode de Brasdor.

Lorsque les malades ont échappé aux dangers primitifs des opérations, ils restent exposés à des accidents du côté des organes de la respiration. Une femme est morte de pleurésie au quatrième mois, et plusieurs autres ont succombé à des accès de suffocation; un malade est mort subitement vingt mois après l'opération.

Il s'est passé quelques phénomènes remarquables du côté de la tumeur : dans presque tous les cas son volume et ses battements ont diminué presque immédiatement après l'opération. En même temps les malades ont été soulagés de la compression qu'elle exerçait sur les viscères de la poitrine. Dans un cas fort curieux (celui d'Evans), le sac s'est enflammé; l'inflammation s'est propagée le long des artères du bras et de la tête, lesquelles se sont oblitérées; le sac a suppuré. Il est à remarquer que ce cas est le seul où le malade ait été guéri.

Dans trois cas d'anévrismes du tronc innominé et de la sous-clavière droite, on a lié l'artère axillaire ou la sous-clavière. Les chirurgiens anglais paraissent incliner vers la ligature de l'artère sous-clavière, tandis qu'en France, dans les deux seules opérations connues, l'axillaire a été liée immédiatement au-dessous de la clavicule.

La crainte de laisser au-dessus de la ligature les branches thoraciques antérieures fournies par l'axillaire a pu être prise en considération par les chirurgiens qui ont préféré de lier l'artère sous-clavière.

Mais on peut objecter à cette opinion que ces branches n'ont qu'un très médiocre volume, que l'on peut les éviter ou les lier, et qu'enfin le motif le plus puissant de préférer l'axillaire à la sous-clavière, est qu'en s'éloignant davantage de la tumeur on paraît moins exposé à rencontrer les tuniques artérielles malades; c'est du reste aussi l'opinion professée par M. le professeur Velpeau.

Enfin le résultat qui domine tous les autres et révéle la gravité de cette opération, c'est le nombre de neuf morts sur dix opérés. Ce résultat, je me plais à le croire, n'est point le dernier mot de l'opération de Brasdor appliquée aux anévrismes du tronc innominé et des sous-clavières ; et je suis convaincu qu'il faut aussi l'imputer aux circonstances fâcheuses dans lesquelles elle a été le plus souvent employée. Si donc elle est un jour mieux connue et mieux appréciée, si on l'emploie de bonne heure et avant que la maladie ait fait de profonds ravages dans la cavité du thorax, je suis certain que les suites en seront beaucoup moins fâcheuses. Au demeurant le jugement qui pèse en ce moment sur elle est d'accord avec la théorie; et l'on peut toujours affirmer que si la méthode de Brasdor est une ressource précieuse pour les anévrismes de l'origine de la carotide, elle n'a plus les mêmes chances de succès lorsqu'on l'applique au traitement des anévrismes de l'artère innominée et des sous-clavières.

Toutefois, comme elle n'est employée que dans les cas extrêmes où la chirurgie ne possède pas de moyen plus sûr ou moins dangereux; comme elle n'a pas été funeste pour tous les malades, qu'elle en a soulagé plusieurs et qu'elle a prolongé l'existence de quelques uns elle doit à l'avenir être comptée au nombre des opérations utiles.

Il me reste, en terminant ce travail, à mentionner quelques faits curieux résultant des erreurs de diagnostic auxquels peuvent donner lieu les anévrismes de la région sus-claviculaire.

Il est arrivé que des anévrismes de la crosse de l'aorte, ayant été pris pour des anévrismes de la carotide, cette dernière a été liée. J'en connais trois observations : l'une a été publiée par M. Montgoméry, et les deux autres sont consignées dans le savant ouvrage de M. le professeur Velpeau.

'« Un homme se présente à l'hospice civil d'Amsterdam avec un anévrisme qui proéminait au-dessus du sternum. M. Tillanus, croyant à un anévrisme de la carotide gauche, lia cette artère un peu plus haut. Le malade guérit. Cinq mois plus tard il mourut subitement. L'anévrisme, qui occupait la crosse de l'aorte elle-même, était complétement rempli d'un caillot blanc. On conserve la pièce dans le cabinet d'anatomie pathologique d'Amsterdam. Dans l'autre cas, l'anévrisme, qui était sur le point de s'ouvrir, se voyait à la même place. Croyant aussi à un anévrisme de la carotide gauche, M. Rigen, d'Amsterdam, lia cette artère à quelques pouces plus haut, le 21 février 1829. Les accidents graves disparurent, et le volume de la tumeur diminua considérablement. Il fallut opérer cet homme d'une hernie étranglée, le 9 mai suivant; mais il mourut le 13 juin avec des accidents de spasme ou d'asthme. L'autopsie montra que le sac anévrismal occupait la crosse de l'aorte,

entre la carotide gauche et le tronc innominé.
Comme dans le cas de M. Tillanus, il était rempli
d'un caillot blanc, et considérablement diminué. »

On ne peut s'empêcher d'être saisi d'étonne-
ment en voyant des anévrismes de l'aorte être
guéris par une opération qui ne leur était point
destinée : cette guérison était tellement solide sur
le malade de M. Montgomery, qu'elle a résisté chez
lui à l'inflammation et à la suppuration du sac anévrismal.

Si l'on cherche à pénétrer le mécanisme suivant
lequel ce travail salutaire a pu s'organiser, on voit
que la nature a procédé ici par l'inflammation,
comme elle le fait en général quand elle veut obtenir l'oblitération des vaisseaux. M. Guthrie a démontré en effet que l'inflammation s'est développée,
dans ce cas, à la surface interne de l'artère liée,
s'est propagée jusque dans la cavité de l'aorte d'où
elle s'est facilement étendue du sac anévrismal.

Ces faits sont fort curieux. Je n'en tire aucune
induction ; mais j'ai cru devoir les citer comme se
rattachant à l'histoire des anévrismes de la région
sus-claviculaire.


FIN.

# EXPLICATION DE LA PLANCHE.

—

**AAA.** Portion latérale droite de la tête et du cou.

**BB.** Clavicule.

**C.** Muscle grand pectoral.

**D.** Muscle deltoïde.

**E.** Téguments de la région sus-claviculaire rejetés en arrière.

**F.** Portion du muscle trapèze.

**G.** Portion du muscle peaucier rejetée en avant.

**H.** Faisceau claviculaire du muscle sterno-cléido-mastoïdien détaché et soulevé.

**I.** Portion du faisceau sternal du muscle sterno-cléido-mastoïdien également soulevée.

**K.** Insertion à la clavicule du faisceau claviculaire du muscle sterno-cléido-mastoïdien.

**W.** Partie inférieure coupée du muscle sterno-hyoïdien.

**L.** Insertion au sternum du faisceau sternal du muscle sterno-cléido-mastoïdien.

**M.** Muscle omoplat hyoïdien.

**N.** Muscle scalène antérieur.

**O.** Muscle scalène postérieur.

**P.** Terminaison du tronc brachio-céphalique.

**Q.** Artère carotide droite.

**R.** Artère sous-clavière droite.

**S.** Artère thyroïdienne inférieure.

**T.** Branche cervicale ascendante fournie par la thyroïdienne inférieure.

**U.** Artère mammaire interne.

9

V. Artère vertébrale.

XXX. Tronc de l'artère cervicale transverse.

Y. Branche de l'artère cervicale transverse.

Z. Artère scapulaire supérieure naissant beaucoup plus bas que d'habitude.

jj. Branche représentant le trajet ordinaire de la scapulaire supérieure.

a. Veine jugulaire interne un peu tirée en-dehors pour laisser voir le nerf pneumo-gastrique.

b. Veine jugulaire antérieure.

c. Veine jugulaire externe coupée vers son tiers inférieur.

dd. Veine transversale faisant communiquer la veine jugulaire externe avec la jugulaire antérieure, en passant derrière le muscle sterno-mastoïdien.

m. Veine sous-clavière.

e. Filets sus-acromiens du plexus cervical.

f. Filets sous-claviculaires du plexus cervical.

g. Filets sus-claviculaires du plexus cervical.

i. Plexus brachial.

h. Nerf phrénique.

p. Nerf pneumo-gastrique croisant l'artère sous-clavière à son origine.

u. Cul-de-sac de la plèvre.

# TABLE DES MATIÈRES.

---

FIN DE LA TABLE.

# ERRATA.

Page 13, ligne 7, *paroi gauche*, lisez *partie gauche.*

Page 13, ligne 17, supprimez *et incomplète.*

Page 15, ligne 27, *Crossines*, lisez *Crossing.*

Page 21, ligne 21, *ne s'engagent jamais*, lisez *s'engagent rarement.*

Page 24, ligne 9, *on en conçoit*, lisez *on conçoit.*

Page 56, ligne 15, *placé*, lisez *placee.*

Page 65, ligne 9, *était protégé*, lisez *est protégé.*

Page 69, ligne 1, *des ulcérations*, lisez *des altérations.*

Page 72, ligne 6, *soit au-dessous*, lisez *soit en dehors.*

Page 73, ligne 2. *s*, lisez *si.*

Page 75, ligne 7, *M. Lesson*, lisez *M. Liston.*

Page 77, ligne 3, *pen dant*, lisez *pendant.*

Page 85. ligne 16, *de ces branches*, lisez *de ses branches.*

CPSIA information can be obtained
at www.ICGtesting.com
Printed in the USA
BVHW09s1501290818
525942BV00009B/232/P